基层医院胰岛素应用专家共识

主　编　周智广

编　者（按姓氏笔画排序）

冯石强　湘潭县人民医院

刘东方　重庆医科大学附属第二医院

许鸽屏　汨罗市人民医院

严孙杰　福建医科大学附属第一医院

严健如　平江县第一人民医院

李明龙　山东省立医院

杨　壮　孝昌县第一人民医院

杨　凯　湘乡市人民医院

张　翼　福建医科大学附属泉州第一医院

易高峰　华容县人民医院

周智广　中南大学湘雅二医院

施　航　云梦县人民医院

廖尚上　浏阳市中医医院

人民卫生出版社

·北京·

图书在版编目（CIP）数据

基层医院胰岛素应用专家共识 / 周智广主编．—北京：人民卫生出版社，2020.9

ISBN 978-7-117-30202-9

Ⅰ.①基… Ⅱ.①周… Ⅲ.①糖尿病—胰岛素—药物疗法 Ⅳ.①R587.105

中国版本图书馆 CIP 数据核字（2020）第 165133 号

人卫智网	**www.ipmph.com**	医学教育、学术、考试、健康，购书智慧智能综合服务平台
人卫官网	**www.pmph.com**	人卫官方资讯发布平台

基层医院胰岛素应用专家共识
Jiceng Yiyuan Yidaosu Yingyong Zhuanjia Gongshi

主　　编：周智广
出版发行：人民卫生出版社（中继线 010-59780011）
地　　址：北京市朝阳区潘家园南里 19 号
邮　　编：100021
E - mail：pmph @ pmph.com
购书热线：010-59787592　010-59787584　010-65264830
印　　刷：三河市宏达印刷有限公司（胜利）
经　　销：新华书店
开　　本：787×1092　1/16　　印张：5
字　　数：84 千字
版　　次：2020 年 9 月第 1 版
印　　次：2020 年 9 月第 1 次印刷
标准书号：ISBN 978-7-117-30202-9
定　　价：59.00 元

打击盗版举报电话：010-59787491　E-mail：WQ @ pmph.com
质量问题联系电话：010-59787234　E-mail：zhiliang @ pmph.com

前　言

夯基础,强实效,糖尿病防治事业重在基层

数据显示,我国约有 1.14 亿糖尿病患者,约占全球糖尿病患者的 27%,已成为世界上糖尿病患者最多的国家。近年来我国成人糖尿病患病率显著上升,已达到 10.4%,且发病日趋年轻化,农村人群患病率增长快速。糖尿病已成为继脑血管疾病、恶性肿瘤、心脏病之后位列第 4 的疾病死亡原因。

糖尿病防控是控制慢性病和实施"健康中国"战略不可缺少的重要内容。在我国,县级基层地区将是糖尿病防治的主战场,基层医疗卫生机构应承担糖尿病的健康教育、筛查、诊断、治疗及长期随访管理工作,识别出不适合在基层诊治的糖尿病患者并及时转诊,县级基层医生将是糖尿病防治的主力军。

然而,我国县级基层地区在糖尿病防治工作上仍存在着一系列问题,一是基层糖尿病防治割裂、管理条块分割;二是基层医疗卫生机构的医疗资源相对贫乏,医疗水平较低,诊疗能力欠佳;三是基层尚缺乏完整和规范的糖尿病诊治及管理流程;四是发病人群以中老年为主,患者总体知识水平较低,对糖尿病防治知识的了解相对有限,且自我管理水平较低;五是糖尿病及相关并发症治疗、管理等费用较高,县乡村地区患者经济负担相对更大,基层糖尿病防治能力和同质化水平亟待提升。

基础不牢,地动山摇。切实提升县级基层地区糖尿病防治能力和水平任重而道远,是落实中国老龄健康促进工程,推动我国糖尿病防治事业和老

龄健康事业的发展,提高老年人的健康水平和生命质量的重要举措,也是编写
《基层医院胰岛素应用专家共识》一书的初衷,对基层医院胰岛素规范化应用的
推广有深远意义。

周智广

2020 年 2 月

目　录

第一章

概　述

糖尿病是全球常见的慢性病之一,因其患病率高,常存在导致多种并发症的风险,严重危害人类健康,因此在全世界范围内已成为影响社会发展和人类健康的公共卫生问题。在中国,逐年递增的发病率,使得我国已成为糖尿病患病人数最多的国家,糖尿病是我国社会面临的重要公共卫生问题。

中国糖尿病流行现状简而言之可概括为"一高三低":患病率高,知晓率低,治疗率低和控制率低。调查资料显示在过去30多年间,成人糖尿病患病率增加显著。1980年全国14省市30万人的流行病学资料显示,糖尿病的患病率为0.67%[1]。2013年我国慢性病及其危险因素监测显示,18岁及以上人群糖尿病患病率为10.4%[2],患病率在近40年内增加了10倍以上。但与我国快速增长的糖尿病患病率不相匹配的糖尿病防治现状却是"知晓率低,治疗率低和控制率低",2013年全国调查结果显示,糖尿病知晓率为36.5%,其中治疗率仅为32.2%,控制率仅为49.2%。

因此,糖尿病的防治现状及形势不容乐观!随着我国"分级诊疗"等医疗政策改革的深入推进,"大病不出县""慢病在基层"等医疗体制的构建,县级基层医院将承担更加重大的糖尿病防治、管理任务。糖尿病防治、管理是一项社会工程,需要政府指导、部门协调、专家培训指导、媒体宣传教育、社区具体实施、家庭关爱和支持等综合管理和推进。在中国糖尿病防治这项艰巨的任务中,县级基层地区将是糖尿病防治的主战场,县级基层医生将是糖尿病防治的主力军。

2017年版《中国2型糖尿病防治指南》指出,影响我国糖尿病流行的可能因素包括城市化、老龄化、肥胖患病率增加和遗传易感性等。由于我国各地经济发展不平衡,县乡村等县级基层地区在糖尿病防治工作上除以上因素外,还面临着一系列特殊的问题。首先,县乡村等县级基层地区医疗资源相对贫乏,医疗水平相对较低。中华医学会糖尿病学分会秘书长郭晓蕙教授在"2010 国际糖尿病教育管理研讨论坛"上发布的对基层医生调查数据显示:基层医生中,30% 不了解糖尿病相关危险因素和并发症控制,32% 不能准确做出糖尿病诊断,26% 不明确糖尿病流行病学和病因,因此基层医疗水平仍有待提高。另外一方面,县级基层糖尿病发病主要集中在中老年人群,患者总体知识水平较低,健康观念相对落后,对糖尿病防治知识的了解相对有限。往往导致错过及早治疗的时机,医生宣教得不到重视,没有正确合理的调整饮食和生活方式,药物治疗得不到有效保障并且血糖监测得不到全面展开[3-4]。除此之外,糖尿病及相关并发症治疗、管理等费用较高,县乡村地区患者经济负担相对更大。研究显示次均门诊费用为有并发症 580.51 元,无并发症 260.72 元,而次均住院费用为有并发症 16 538.38 元,无并发症 4 923.53 元[5]。2 型糖尿病的治疗成本占人年均收入比例为,上海 77.8%,北京 88.1%,成都和西安则达到 154.6% 和 177.9%,该比例在经济较为落后的基层地区则会进一步增高。基层医院调查数据(320 例糖尿病患者)显示糖尿病患者慢性并发症中,高血压比例为 44.4%,心血管并发症占 12.2%,脑血管并发症占 14.4%,眼部并发症占 42.8%,下肢血管并发症占 5.3%,神经病变占 40.3%,肾脏并发症占 33.8%[6]。另一项在湖北省荆州地区县镇医院进行的糖尿病并发症调查(纳入 2 型糖尿病患者 1 506 例)显示,高血压发生率为 24.8%,脑血管病为 9.5%,心血管病为 9.5%,下肢血管病变为 3.9%,糖尿病眼病为 44.4%,视网膜病变为 24.6%,糖尿病肾病为 25.5%,神经病变为 56.1%[7],这些研究调查结果都表明,由于县级基层糖尿病知晓率低、治疗率低、达标率低的现状,使得糖尿病并发症发生率高,造成的综合危害大。由此可见,县级基层地区的糖尿病防治工作任重而道远。

为了掌握县级基层地区胰岛素治疗的最新情况,从而对县级基层糖尿病治疗做出符合实际需求的指导和调整,国家代谢性疾病临床医学研究中心联合中国老年保健医学研究会在全国范围内 60 个城市,近 500 家县级医院广泛开展县级基层 2 型糖尿病胰岛素治疗规范化应用病例收集,并开展系列培训会,切实帮助县级基层医院医生提升糖尿病防治能力和水平。

基于县级基层胰岛素应用的现状和此次调查的最新结果,同时将糖尿病及胰岛素规范化使用等方面的研究和信息进行整理汇编,制定了这部名为《基层医院胰岛素应用专家共识》,以期为县级基层医院医生提供简明直观、实操性强、使用方便的胰岛素应用指导工具,帮助县级基层糖尿病防治工作更好地展开。

第二章

2 型糖尿病胰岛素治疗的诊断标准及路径

研究调查显示,县级基层医院胰岛素规范使用的现状令人担忧,对胰岛素认识和应用的不足普遍存在。一方面,医护人员需加强胰岛素应用方面的知识教育,从而采用更适合于患者,患者依从性更好的治疗方案;另一方面,县级基层大多数糖尿病患者对于胰岛素治疗的认识同样存在误区,致使病情需要胰岛素时却拒绝使用,错失良机,或者疏于自我管理造成并发症的发生,因此县级基层医务人员有必要提高对糖尿病患者进行关于胰岛素治疗的健康教育的能力,使患者正确认识胰岛素治疗,学会自我管理,延缓并发症的发生[8-9]。

一、糖尿病的诊断标准和综合控制目标

糖尿病的临床诊断应依据静脉血浆血糖而不是毛细血管血糖检测结果。

目前国际通用的诊断标准和分类是 WHO(1999 年)标准。空腹血糖,随机血糖或口服葡萄糖耐量试验(OGTT)后 2 小时血糖是糖尿病诊断的主要依据,没有糖尿病典型临床症状时必须重复检测以确认。糖代谢状态分类和诊断标准标准见表 2-1,表 2-2[10]。

表 2-1　糖代谢状态分类(WHO 1999)

糖代谢分类	静脉血浆葡萄糖 /(mmol·L⁻¹)	
	空腹血糖	糖负荷后 2 小时血糖
正常血糖	<6.1	<7.8
空腹血糖受损(IFG)	>6.1~7.0	<7.8

3

续表

糖代谢分类	静脉血浆葡萄糖 /(mmol·L⁻¹)	
	空腹血糖	糖负荷后2小时血糖
糖耐量异常（IGT）	<7.0	>7.8~11.1
糖尿病	≥ 7.0	≥ 11.1

注：IFG 和 IGT 统称为糖调节受损，也称糖尿病前期

表2-2　糖尿病的诊断标准

诊断标准	静脉血浆葡萄糖 /(mmol·L⁻¹)
（1）典型糖尿病症状（烦渴多饮，多尿，多食，不明原因的体重下降）加上随机血糖或加上	≥ 11.1
（2）空腹血糖或加上	≥ 7.0
（3）葡萄糖负荷后2小时血糖	≥ 11.1
无典型糖尿病症状者，需改日复查确认	

注：空腹状态指至少8小时没有进食热量，随机血糖指不考虑上次用餐时间，一天中任意时间的血糖，不能用来诊断空腹血糖受损或糖耐量异常

二、糖尿病的分型

按照《中国2型糖尿病防治指南（2017年版）》糖尿病的分型主要包括：1型糖尿病、2型糖尿病、特殊类型糖尿病及妊娠糖尿病，县级基层医院应具备1型、2型及妊娠糖尿病的诊断与鉴别诊断能力，对特殊类型糖尿病应具有一定的识别能力，各型糖尿病的主要鉴别点如下：

（一）1型和2型糖尿病的主要鉴别点

血糖水平不能区分1型还是2型糖尿病。即使是被视为1型糖尿病典型特征的糖尿病酮症酸中毒（DKA）在2型糖尿病也会出现。在患者起病初期进行分类有时的确很困难。目前诊断1型糖尿病主要根据临床特征。

1型糖尿病具有以下特点：发病年龄通常小于30岁；三多一少症状明显；以酮症或酮症酸中毒起病；体型非肥胖；空腹或餐后的血清C-肽浓度明显降低；出现自身免疫标记，如谷氨酸脱羧酶抗体（GAD-Ab）、胰岛细胞抗体

（ICA）、人胰岛细胞抗原2抗体（IA-2A）、锌转运体8抗体（ZnT8A）等。如果不确定分类诊断，可先做一个临时性分类用于指导治疗。然后依据对治疗的反应以及随访观察其临床表现，再重新评估、分型。在1型糖尿病中，有一种缓慢进展的亚型，即成人晚发自身免疫性糖尿病（LADA），起病早期与2型糖尿病的临床表现类似，需要依靠GAD-Ab以及其他胰岛自身抗体的检测才能明确诊断。

（二）孕期糖尿病与诊断标准

孕期糖尿病作为糖尿病的一种类型，由于患者所处生理期的特殊性，需要医生在接诊适龄女性患者时高度关注患者的妊娠情况。

1. 妊娠糖尿病（GDM）是指妊娠期间发生的不同程度的糖代谢异常，但血糖未达到显性糖尿病的水平，占孕期糖尿病的80%~90%。根据2008年高血糖与不良妊娠结局研究，以围产期不良结局增加75%的界值作为切点，国际妊娠合并糖尿病共识小组制订了新的GDM诊断切点，并于全球普遍应用。《中国2型糖尿病防治指南（2017年版）》采用此标准：孕期任何时间行75g OGTT，5.1mmol/L≤空腹血糖<7.0mmol/L，OGTT 1小时血糖≥10.0mmol/L，8.5mmol/L≤OGTT 2小时血糖<11.1mmol/L，上述血糖值之一达标即诊断GDM。但孕早期单纯空腹血糖>5.1mmol/L不能诊断GDM，需要随访。

2. 妊娠期显性糖尿病（ODM）指孕期任何时间被发现且达到非孕人群糖尿病诊断标准：空腹血糖≥7.0mmol/L，或糖负荷后2小时血糖≥11.1mmol/L，或随机血糖≥11.1mmol/L。

3. 糖尿病合并妊娠（PGDM）指孕前确诊的1型、2型或特殊类型糖尿病。

三、2型糖尿病的治疗策略

2型糖尿病理想的治疗策略是综合性治疗，包括：血糖、血压、血脂和体重等方面，其综合控制目标如表2-3所示。然而糖尿病综合控制目标的制订并非一成不变，需要对不同患者进行个体化，根据患者的年龄、病程、预期寿命、并发症或合并症病情严重程度等进行综合考虑。

表 2-3 中国 2 型糖尿病综合控制目标

指标	控制目标
血糖	
空腹 /(mmol·L^{-1})	4.4~7.0
非空腹 /(mmol·L^{-1})	<10.0
糖化血红蛋白 /%	<7.0
血压 /mmHg	<130/80
总胆固醇 /(mmol·L^{-1})	<4.5
高密度脂蛋白胆固醇 /(mmol·L^{-1})	
男性	>1.0
女性	>1.3
三酰甘油 /(mmol·L^{-1})	<1.7
低密度脂蛋白胆固醇 /(mmol·L^{-1})	
未合并动脉粥样硬化性心血管疾病	<2.6
合并动脉粥样硬化性心血管疾病	<1.8
体重指数 /(kg·m^{-2})	<24.0

糖化血红蛋白（HbA1c）是反映长期血糖控制水平的主要指标之一（表 2-4）。对大多数非妊娠成年 2 型糖尿病患者而言,合理的 HbA1c 控制目标为 <7.0%。更严格的 HbA1c 控制目标（如 <6.5%,甚或尽可能接近正常）适合于病程较短、预期寿命较长、无并发症、未合并心血管疾病的 2 型糖尿病患者,其前提是无低血糖或其他不良反应。相对宽松的 HbA1c 目标（如 <8.0%）可能更适合于有严重低血糖史、预期寿命较短、有显著的微血管或大血管并发症,或有严重合并症、糖尿病病程很长,尽管进行了糖尿病自我管理教育、适当的血糖监测、接受有效剂量的多种降糖药物包括胰岛素治疗,仍很难达到常规治疗目标的患者。儿童、老年人、有频发低血糖倾向、预期寿命较短以及合并心血管疾病或严重的急、慢性疾病等患者,血糖控制目标宜适当放宽（表 2-5）[3]。应该避免因过度放宽控制标准而出现急性高血糖症状或与其相关的并发症。在治疗调整中,可将 HbA1c ≥ 7.0% 作为 2 型糖尿病启动临床治疗或需要调整治疗方案的重要判断标准。血糖控制应根据自我血糖监测（SMBG）的结果以及 HbA1c 水平综合判断。

表2-4　不同 HbA1c 对应的空腹血糖、餐前血糖和餐后血糖[2]

HbA1c/%	平均空腹血糖 / (mmol·L^{-1})	平均餐前血糖 / (mmol·L^{-1})	平均餐后血糖 / (mmol·L^{-1})
6.00	—	—	—
<6.50	6.8	6.6	8.0
6.50~6.99	7.9	7.7	9.1
7.00	—	—	—
7.00~7.49	8.4	8.4	9.8
7.49~7.99	9.3	8.6	10.5
8.00	—	—	—
8.00~8.50	9.9	9.9	11.4

表2-5　针对不同类型患者人群,具体 HbA1c 目标值

HbA1c 目标值	适用人群
<6.0%	新诊断、年轻、无并发症及伴发疾病,降糖治疗无低血糖和体重增加等不良反应者;无需降糖药物干预者;合并妊娠者;妊娠期新发生的糖尿病患者
<6.5%	65 岁,无糖尿病并发症和严重伴发疾病;糖尿病计划妊娠者
<7.0%	<65 岁,口服降糖药不能达标合用或改用胰岛素治疗者;>65 岁,无低血糖风险,脏器功能良好,预期生存期 >15 年;胰岛素治疗的糖尿病计划妊娠者
≤7.5%	已有心血管疾病(CVD)或 CVD 极高危者
<8.0%	≥65 岁,预期生存期 5~15 年者
<9.0%	≥65 岁或恶性肿瘤预期生存期 <5 年,低血糖高危人群;执行治疗方案困难者,如精神、智力或视力障碍等;医疗等条件太差者

四、治疗路径

2型糖尿病的治疗往往是采取多种手段的联合治疗。其治疗手段包括生活方式干预,口服降糖药和胰岛素治疗[10]。

生活方式干预是2型糖尿病的基础治疗措施,应贯穿于糖尿病治疗的始终。如果单纯生活方式不能使血糖控制达标,应开始单药治疗,2型糖尿病药物治疗的首选是二甲双胍。若无禁忌证,二甲双胍应一直保留在糖尿病的治疗方案中。

不适合二甲双胍治疗者可选择α葡糖苷酶抑制剂或胰岛素促泌剂。如单独使用二甲双胍治疗而血糖仍未达标,则可进行二联治疗,加用胰岛素促泌剂、α葡糖苷酶抑制剂、二肽基肽酶Ⅳ(DPP-4)抑制剂、噻唑烷二酮类(TZDs)、钠-葡萄糖共转运蛋白2(SGLT2)抑制剂、胰岛素或胰高血糖素样肽-1(GLP-1)受体激动剂。
三联治疗:上述不同机制的降糖药物可以三种药物联合使用。如三联治疗控制血糖仍不达标,则应将治疗方案调整为多次胰岛素治疗(基础胰岛素+餐时胰岛素或每日多次预混胰岛素)。采用多次胰岛素治疗时应停用胰岛素促泌剂。2型糖尿病治疗路径见图2-1。

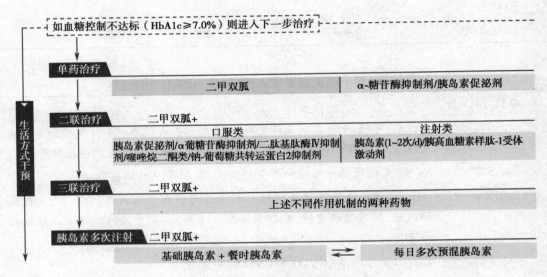

图2-1　2型糖尿病治疗路径

HbA1c:糖化血红蛋白;二甲双胍为单药治疗的首选,在胰岛素多次注射时,对于肥胖患者可考虑加用二甲双胍;本图是根据药物疗效和安全性、卫生经济学等方面的临床证据以及我国国情等因素权衡考虑后推荐的主要药物治疗路径

第三章

常见胰岛素介绍及胰岛素治疗方案

胰岛素治疗方案作为 2 型糖尿病重要的治疗方案,具有较明显的优势。按来源与化学结构分类,临床使用胰岛素制剂有 30 余个品种,多数来源于动物提取,化学合成,半合成人胰岛素及生物合成人胰岛素等途径,根据胰岛素结构特征与来源途径可分为动物胰岛素、人胰岛素、人胰岛素类似物、加入添加剂的胰岛素 4 大类[11]。根据胰岛素药效起效时间、作用维持时间可分为超短效胰岛素、短效胰岛素、中效胰岛素、长效胰岛素、超长效胰岛素及预混胰岛素类。

一、按结构特征与来源途径分类

(一)动物胰岛素

早在 20 世纪七八十年代,胰岛素开始普及于临床,但当时胰岛素来源多从猪或牛胰脏中提取,故将这类胰岛素称为动物胰岛素。动物胰岛素主要成分包括胰多肽、胰高血糖素、胰岛素聚合体、胰岛素原等,尽管其与人胰岛素相似,但化学结构仍存在一定差别,如与人胰岛素结构相比,猪胰岛素 β 链第 30 位氨基酸存在不一致,牛胰岛素相差 3 个氨基酸。因而动物胰岛素极易激活人体免疫反应,较易出现局部过敏反应。目前,临床使用的动物胰岛素产品有中性胰岛素、精蛋白胰岛素及精蛋白锌胰岛素等。

(二)人胰岛素

主要指半合成人胰岛素及全合成人胰岛素。半合成胰岛素是根据人胰岛素结构特点,以猪胰岛素为原料进行结构修饰改造而制成的胰岛素,主要有中性或可溶性单组分胰岛素。全合成胰岛素又称生物合成人胰岛素,是通过生物工程将酵母菌或大肠埃希菌 DNA 重组,再利用发酵技术生成及提纯,结构与人体胰岛素完全一致,可用性高。主要有生物合成人胰岛素、重组人胰岛素、精蛋白重组人胰岛素等。

(三) 人胰岛素类似物

胰岛素类似物是利用重组 DNA 技术对人胰岛素结构的氨基酸序列进行特定修饰而成的一类胰岛素,其与普通胰岛素相比具有不同的药代动力学(药动学)特性,因此也具备不同的作用特点,代表产品有赖脯胰岛素、门冬胰岛素和甘精胰岛素。

(四) 加入添加剂的胰岛素

通过将蛋白质与胰岛素制成混悬液后,可使胰岛素在体内缓慢释放,延长胰岛素作用时间,如精蛋白锌胰岛素和低精蛋白锌胰岛素。此外,对胰岛素粒子大小进行修饰,可延长胰岛素作用时间,各种胰岛素锌混悬液属于这种类型。

二、按药效起效时间、作用维持时间分类

胰岛素按药效起效时间、作用维持时间分类见表 3-1[11-12]。

表 3-1　按药效起效时间、作用维持时间分类

胰岛素制剂 (常用名称)	起效时间	达峰 时间 /h	作用持续 时间 /h	通常每天 注射次数 / 次
速效胰岛素类似物(门冬胰岛素)	10~20min	0.67~1	3~5	2~3
速效胰岛素类似物(赖脯胰岛素)	10~15min	1.0~1.5	4~5	2~3
短效胰岛素(RI)(人或动物短效胰岛素)	15~60min	2~4	5~8	2~3
中效胰岛素(NPH)(低精蛋白锌胰岛素)	2.5~3h	5~7	13~16	1~2
长效胰岛素(PZI)(精蛋白锌胰岛素)	3~4h	8~10	可达 20	1~2
长效胰岛素类似物(甘精胰岛素)	2~3h	无峰	可达 30	1
长效胰岛素类似物(地特胰岛素)	3~4h	3~14	可达 24	1

胰岛素制剂 （常用名称）	起效时间	达峰时间 /h	作用持续 时间/h	通常每天 注射次数/次
预混胰岛素（30/70）（含短效胰岛素30%和中效胰岛素70%的制剂）	0.5h	2~12	14~24	1~2
预混胰岛素（50/50）（含短效胰岛素和中效胰岛素各50%的制剂）	0.5h	2~3	10~24	1~2
预混胰岛素类似物（30/70）（门冬胰岛素30，含超短效胰岛素30%和中效胰岛素70%的制剂）	10~20min	1~4	14~24	1~3
预混胰岛素类似物（25/75）（赖脯胰岛素25，含超短效胰岛素25%和中效胰岛素75%的制剂）	15min	0.5~1.17	16~24	1~3
预混胰岛素类似物（50/50）（门冬胰岛素50，含超短效胰岛素和中效胰岛素各50%的制剂）	10~20min	1~4	14~24	1~3
预混胰岛素类似物（50/50）（赖脯胰岛素50，含超短效胰岛素和中效胰岛素各50%的制剂）	15min	0.5~1.17	16~24	1~3

（一）超短效胰岛素

超短效胰岛素因其起效时间迅速，因此又称为速效胰岛素，通常在皮下注射后10~20分钟起效，1~2小时达到血液浓度高峰，持续作用时间为3~5小时。超短效胰岛素较其他胰岛素吸收时间短，达峰时间短，且峰型尖锐，能更有效控制患者餐后血糖；此外，超短效胰岛素可灵活给药，只需餐前或餐后立刻给药即可与餐前30分钟注射一般胰岛素达到相同的降糖效果，有利于提高患者依从性。但由于超短效胰岛素起效快，且作用持续时间短，所以在餐前皮下注射后10分钟内须进食含碳水化合物的食物，如不进食或进食时间延后将导致低血糖发生，且发生时间较可溶性人胰岛素早。临床常用产品有门冬胰岛素、谷赖胰岛素及赖脯胰岛素。

（二）短效胰岛素

短效胰岛素是可溶性胰岛素，无色澄明，可皮下、肌内或静脉给药。通常在皮下注射后30分钟起效，2~4小时达到血液浓度高峰，持续作用时间为5~8小时。

短效胰岛素一般在餐前 30 分钟皮下注射,进餐时间提前易导致血糖控制不佳,若延后则易发生低血糖。常用品种包括普通胰岛素注射液、中性胰岛素注射液、生物重组胰岛素类诺和灵 R、优泌林 R 和甘舒霖 R 等。

(三) 中效胰岛素

中效胰岛素为乳白色液体,是将胰岛素与鱼精蛋白磷酸缓冲液按分子比 1:1 混合,再加入微量锌元素使其稳定,故又称低精蛋白锌胰岛素。通常在皮下注射后 2~4 小时起效,6~10 小时达到血液浓度高峰,持续作用时间为 18~24 小时。中效胰岛素较长效胰岛素释放曲线平缓,因此皮下注射后可平缓释药,起到了缓释制剂的效果,更有益于那些胰岛素低分泌量的糖尿病患者;与短效胰岛素相比,其低血糖发生风险更小。中效胰岛素常与短效胰岛素配合使用,一般睡前或早饭前给药 1 次即可控制空腹血糖。

(四) 长效胰岛素

长效胰岛素又称精蛋白锌胰岛素,是在低精蛋白锌胰岛素的基础上提高鱼精蛋白比例,以提高胰岛素的等电点,使溶解度更低,释放更加平缓,因此作用持续时间更长。长效胰岛素一般在皮下注射后 4~6 小时起效,无峰值,作用持续时间可达 24~36 小时。由于长效胰岛素可长时间维持体内胰岛素水平,故可减少注射次数,但由于长效制剂多是混悬液剂型,可造成吸收和药效不稳定性。长效胰岛素一般与短效胰岛素配用,代表制剂为鱼精蛋白锌胰岛素。

(五) 超长效胰岛素

超长效胰岛素属于人胰岛素类似物,临床代表品种有甘精胰岛素。注射后 1.5~2.0 小时起效,并可长时间(24 小时)维持相对恒定浓度,无明显峰值。超长效胰岛素的优点在于作用时间更长,药动学曲线更平稳,更接近生理模式,更适合于基础胰岛素治疗。

(六) 预混胰岛素

为适应进一步的需要,将短效胰岛素制剂和中效胰岛素制剂(R 和 N)进行不同比例的混合,产生作用时间介于两者之间的预混胰岛素。预混胰岛素最大的特点是具有双时相作用,即相当于 1 次注射了短效和中效胰岛素,混合后的两种胰岛素可各自发挥作用；此外，相比其他胰岛素，预混胰岛素可在控制血糖的同时降低低血糖发生风险。预混胰岛素起效快（约 0.5 小时），作用时长可达 16~20 小时，每天只需注射 1~2 次，使用方便。常用品种包括诺和灵系列（30R、50R）、优泌林 70/30（30% 的短效 R 和 70% 中效 N 胰岛素）、甘舒霖系列（30R、50R）、优泌乐系列（25、50）、诺和锐（30、50）等。

（七）新型胰岛素剂型

目前临床使用的各类胰岛素剂型多采用注射给药，给糖尿病患者带来了疼痛与诸多不便，也带来了巨大的心理负担。因此新型胰岛素制剂的研发正成为热潮，代表的新型剂型有口服胰岛素剂型、气雾剂及透皮缓释剂型。

1. 口服胰岛素剂型　普通胰岛素为蛋白质分子，可被胃肠蛋白酶分解破坏，为解决这些难题，目前多将胰岛素制成脂质体、毫微胶囊、液体乳剂等提高胰岛素的生物利用度。国内研发的胰岛素肠溶胶丸也取得了实质性进展，并进入临床试验阶段。但由于口服胰岛素的长期安全性尚未明确，临床研究也处于初级阶段，因此口服胰岛素距离上市还有一段时间。

2. 气雾剂　肺部毛细血管丰富，肺泡吸收表面积大，吸入给药后可迅速作用，还可避免首过效应及胃肠消化酶破坏，理论上是胰岛素新型制剂新的发展方向。但由于胰岛素分子粒径大，达到肺部吸收的胰岛素不到 30%，生物利用度太低；同时胰岛素易刺激肺产生更多抗体，导致局部或全身性过敏反应；此外胰岛素有促进生长作用，具有潜在的致癌性；也易导致低血糖发生。因此，吸入性胰岛素与传统胰岛素相比，在疗效和经济上并无优势，但仍是胰岛素新剂型的发展方向之一。

3. 透皮缓释剂型　这类新剂型主要根据透皮给药系统原理（TTS）促进皮肤胰岛素吸收，包括促进吸收化学成分、超声技术、离子流、微针阵列注射等方式，目前正在研究的有胰岛素透皮贴片、微针释药、粉末喷射给药等。

三、胰岛素治疗方案

胰岛素治疗是控制高血糖的重要手段。1 型糖尿病患者需依赖胰岛素维持生命，也必须使用胰岛素控制高血糖，并降低糖尿病并发症的发生风险。2 型糖尿病患者虽不需要胰岛素来维持生命，但当口服降糖药效果不佳或存在口服药使用禁忌时，仍需使用胰岛素，以控制高血糖，并减少糖尿病并发症的发生风险。

在某些时候,尤其是病程较长时,胰岛素治疗可能是最主要的、甚至是必需的控制血糖措施[10]。

需要应用胰岛素治疗的情况包括:

1. 1型糖尿病患者在发病时就需要胰岛素治疗,且需终身胰岛素替代治疗。

2. 新发病2型糖尿病患者如有明显的高血糖症状、发生酮症或酮症酸中毒,可首选胰岛素治疗。待血糖得到良好控制和症状得到显著缓解后再根据病情确定后续的治疗方案。

3. 新诊断糖尿病患者分型困难,与1型糖尿病难以鉴别时,可首选胰岛素治疗。待血糖得到良好控制、症状得到显著缓解、确定分型后再根据分型和具体病情制订后续的治疗方案。

4. 2型糖尿病患者在生活方式和口服降糖药治疗的基础上,若血糖仍未达到控制目标,则可开始口服降糖药和起始胰岛素的联合治疗。

5. 在糖尿病病程中(包括新诊断的2型糖尿病),出现无明显诱因的体重显著下降时,应该尽早使用胰岛素治疗。

胰岛素治疗分为起始治疗和强化治疗。根据患者具体情况,可选用基础胰岛素或预混胰岛素起始胰岛素治疗(图3-1)。

(一) 胰岛素的起始治疗

适应证:生活方式干预及两种或两种以上口服降糖药较大剂量治疗后HbA1c ≥ 7.0%的患者。可选择的胰岛素剂型主要包括:基础胰岛素或预混胰岛素,均可根据患者的综合情况和控制目标选择联合使用不同的口服降糖药物。

1. 起始治疗中基础胰岛素的使用

(1)基础胰岛素包括中效人胰岛素和长效胰岛素类似物。当仅使用基础胰岛素治疗时,保留原有各种口服降糖药物,不必停用胰岛素促泌剂。

(2)使用方法:继续口服降糖药治疗,联合中效人胰岛素或长效胰岛素类似物睡前注射。起始剂量为0.1~0.3U/kg。根据患者空腹血糖水平调整胰岛素用量,通常每3~5日调整1次,根据血糖水平每次调整1~4U直至空腹血糖达标。

(3)如3个月后空腹血糖控制理想但HbA1c不达标,应考虑调整胰岛素治疗方案。

2. 起始治疗中预混胰岛素的使用

(1)预混胰岛素包括预混人胰岛素和预混胰岛素类似物。根据患者的血糖水平,可选择每日1~2次的注射方案。当HbA1c比较高时,使用每日2次注射方案。

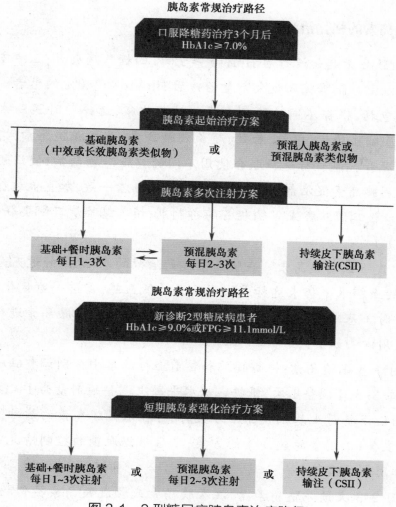

图3-1　2型糖尿病胰岛素治疗路径

HbA1c:糖化血红蛋白;FPG:空腹血糖

　　(2)每日1次预混胰岛素:起始的胰岛素剂量一般为0.2U/kg,晚餐前注射。根据患者空腹血糖水平调整胰岛素用量,通常每3~5日调整1次,根据血糖水平每次调整1~4U直至空腹血糖达标。

　　(3)每日2次预混胰岛素:起始的胰岛素剂量一般为0.2~0.4U/kg,按1:1的比例分配到早餐前和晚餐前。根据空腹血糖和晚餐前血糖分别调整早餐前和晚餐前的胰岛素用量,每3~5日调整1次,根据血糖水平每次调整的剂量为1~4U,直到血糖达标。

　　(4)1型糖尿病在蜜月期阶段,可短期使用预混胰岛素每日2~3次注射。预混胰岛素不宜用于1型糖尿病的长期血糖控制。

(二) 胰岛素的强化治疗

适应证：胰岛素起始治疗后 HbA1c ≥ 7.0% 的糖尿病患者；生活方式干预及两种或两种以上口服降糖药较大剂量治疗后 HbA1c ≥ 9.0% 的患者。可选择的胰岛素剂型包括：根据不同的胰岛素强化治疗方案，选择餐时胰岛素(速效、短效胰岛素)、基础胰岛素(中效、长效、超长效胰岛素)及预混胰岛素；均可根据患者的综合情况和控制目标选择联合使用不同的口服降糖药物；使用胰岛素强化治疗时应停用胰岛素促泌剂(主要不良反应与胰岛素一致，加重低血糖和体重增加)；可继续口服二甲双胍或 α 葡糖苷酶抑制剂；慎与噻唑烷二酮类联合使用(可能加重水肿)。

1. 多次皮下注射胰岛素　在胰岛素起始治疗的基础上，经过充分的剂量调整，如患者的血糖水平仍未达标或出现反复的低血糖，需进一步优化治疗方案。可以采用餐时 + 基础胰岛素(2~4 次 /d)或每日 2~3 次预混胰岛素进行胰岛素强化治疗。使用方法如下：

(1)餐时 + 基础胰岛素：根据睡前和餐前血糖的水平分别调整睡前和餐前胰岛素用量，每3~5 日调整 1 次，根据血糖水平每次调整的剂量为 1~4U，直至血糖达标。开始使用餐时 + 基础胰岛素方案时，可在基础胰岛素的基础上采用仅在一餐前(如主餐)加用餐时胰岛素的方案；之后根据血糖的控制情况决定是否在其他餐前加用餐时胰岛素。

(2)每日 2~3 次预混胰岛素：预混人胰岛素或预混胰岛素类似物，根据睡前和三餐前后的血糖水平进行胰岛素剂量调整，每3~5 日调整 1 次，直到血糖达标。

2. 持续皮下胰岛素输注　持续皮下胰岛素输注(CSII)是胰岛素强化治疗的一种形式，需要使用胰岛素泵来实施治疗。经泵输入的胰岛素在体内的药代动力学特征更接近生理性胰岛素分泌模式。与多次皮下注射胰岛素的强化胰岛素治疗方法相比，CSII 治疗方案的低血糖发生风险较其他胰岛素治疗方案相对更低。在胰岛素泵中只能使用短效胰岛素或速效胰岛素类似物。

CSII 的主要适用人群有：1 型糖尿病患者、计划受孕和已孕的糖尿病妇女或需要胰岛素治疗的 GDM 患者、需要胰岛素强化治疗的 2 型糖尿病患者。

3. 短期胰岛素强化治疗方案　对于 HbA1c ≥ 9.0% 或空腹血糖 ≥ 11.1mmol/L 伴明显高血糖症状的新诊断 2 型糖尿病患者可实施短期胰岛素强化治疗，治疗时间在 2 周至 3 个月为宜，治疗目标为空腹血糖 4.4~7.0mmol/L，非

空腹血糖 <10.0mmol/L,可暂时不以 HbA1c 达标作为治疗目标。具体使用方法如下:

(1)多次皮下注射胰岛素:基础 + 餐时胰岛素每日 1~3 次注射。血糖监测方案需每周至少 3 日,每日 3~7 个点的血糖监测。根据睡前和三餐前血糖水平分别调整睡前和三餐前的胰岛素用量,每 3~5 日调整 1 次,根据血糖水平每次调整的剂量为 1~4U,直到血糖达标。

(2)每日 2~3 次预混胰岛素(预混人胰岛素每日 2 次,预混胰岛素类似物每日 2~3 次):血糖监测方案需每周至少 3 日,每日 3~4 个点的血糖监测。根据睡前和餐前血糖水平进行胰岛素剂量调整,每 3~5 日调整 1 次,根据血糖水平每次调整的剂量为 1~4U,直到血糖达标。

(3)CSII:血糖监测方案需每周至少 3 日,每日 5~7 个点的血糖监测。根据睡前和三餐前后的血糖水平进行胰岛素剂量调整,每 3~5 日调整 1 次,直到血糖达标。

对于短期胰岛素强化治疗未能诱导缓解的患者,是否继续使用胰岛素治疗或改用其他药物治疗,应由糖尿病专科医师根据患者的具体情况来确定。对治疗达标且临床缓解者,可定期(如 3 个月)随访监测;当血糖再次升高,即:空腹血糖 ≥ 7.0mmol/L 或餐后 2 小时血糖 ≥ 10.0mmol/L 时,重新起始药物治疗。

四、视病情而定的药物及后续治疗选择

药物选择是治疗方案的重要因素,将直接影响到治疗方案,对于患者的血糖控制具有重要影响。胰岛素类似物在 2 型糖尿病(T2DM)患者的血糖管理中表现突出,与预混人胰岛素相比,预混胰岛素类似物降糖疗效相当或更佳,但低血糖发生风险明显降低;而且使用更加灵活方便,当每日 2 次注射午餐后血糖控制不佳时,可以调整为每日 3 次注射,餐前、餐中、餐后均可注射,不必等待注射后 30 分钟方能进食。同样,与中效人胰岛素相比,长效胰岛素类似物的临床表现更为优秀。口服抗糖尿病药物(OAD)在胰岛素治疗中具有互补、协同的重要作用。考虑到胰岛素抵抗在高血糖成因中的作用,二甲双胍通过改善胰岛素敏感性既可提高胰岛素的治疗效果,还可减少胰岛素用量、控制体重,可作为基础用药在胰岛素治疗中全程使用[13]。

当患者血糖控制满意后,后续治疗将面临:

1. 继续目前的胰岛素治疗方案,适用于单纯 OAD 治疗效果不佳,长病程、

胰岛 β 细胞功能差或有严重并发症或合并症的患者。

2. 手术结束或应激状态解除,患者可以恢复原来的治疗方案。

3. 对于行胰岛素强化治疗的新诊断 T2DM 患者,2017 年 T2DM 短期胰岛素强化治疗临床专家指导意见建议,如果治疗 2~3 周胰岛素剂量减少 50% 以上,可停用胰岛素;次日 FPG<6.1mmol/L 视为临床缓解,可考虑停用降糖药物,仅采取生活方式干预;而未缓解者,是否继续使用胰岛素或改用其他药物治疗,视具体情况而定。

4. 对于具有一定病程的 T2DM 患者,胰岛素强化治疗可使胰岛 β 细胞功能部分恢复,故可尝试治疗方案的简化,部分年轻、无严重并发症、胰岛 β 细胞功能尚好的 OAD 治疗失效患者,可恢复对原有 OAD 的敏感性,回归到原来的 OAD 治疗方案。在胰岛素治疗中,尽管没有最完美的方案,但却有着为适应患者血糖要求而不断优化的方案。必须强调的是,胰岛素治疗是一个"系统工程",能否成功还涉及诸多环节,包括合理的生活方式指导、密切的血糖监测、根据血糖变化及时调整胰岛素剂量、正确的胰岛素注射技术、患者自我管理技能和防范低血糖知识的掌握等,最终目的是达到良好的血糖管理。

五、注意事项

新诊断糖尿病患者分型困难,与 1 型糖尿病难以鉴别时,可首选胰岛素治疗,待血糖得到良好控制、症状得到显著缓解、确定分型后再根据分型和具体病情制订后续的治疗方案;新诊断的 2 型糖尿病,出现无明显诱因的体重显著下降时,应该尽早使用胰岛素治疗。

第四章

胰岛素的使用及注意事项

一、胰岛素使用

（一）胰岛素注射部位及方法

在糖尿病治疗中，胰岛素注射技术需要基层医生重点掌握。其中涉及注射部位的选择和轮换、捏皮手法、注射角度的选择和注射器具的丢弃等多个方面[14-15]。

1. 选择注射部位　根据可操作性、神经及主要血管之间的距离、皮下组织的状况等，人体适合注射胰岛素的部位是腹部、大腿外侧、上臂外侧和臀部外上侧，如图4-1所示。腹部边界如下：耻骨联合以上约1cm，最低肋缘以下约1cm，脐周2.5cm以外的双侧腹部；双侧大腿前外侧的上1/3；双侧臀部外上侧；上臂外侧的中1/3。不推荐透过衣物注射。

推荐：

（1）餐时注射短效胰岛素等，最好选择腹部。

（2）希望减缓胰岛素的吸收速度时，可选择臀部，臀部注射可最大限度地降低注射至肌肉的风险。

（3）给儿童患者注射中效或者长效胰岛素时，最好选择臀部或者大腿。

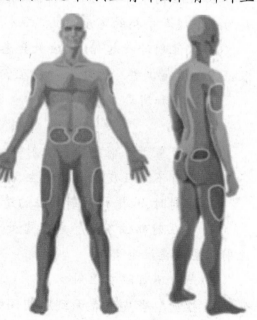

图4-1　推荐的注射部位

2. 注射部位轮换 注射部位的轮换可有效预防注射后产生局部硬结和皮下脂肪增生。

推荐：

(1)一种已证实有效的注射部位轮换方案:将注射部位分为四个等分区域(大腿或臀部可等分为两个等分区域),每周使用一个等分区域并始终按顺时针方向轮换,如图4-2所示。

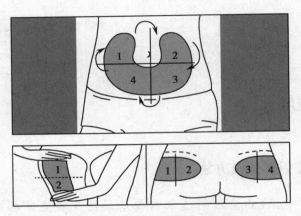

图4-2 注射部位轮换方案

数字表示可供转换的不同区域

(2)在任何一个等分区域内注射时,采用连续两次注射应间隔至少1cm(或大约一个成人手指的宽度)的方式进行系统性轮换,以避免重复组织创伤。

(3)从注射治疗起始,就应教会患者易于遵循的轮换方案。随着治疗的进展根据需要进行调整。医护人员应至少每年评估1次患者的部位轮换方案。

3. 检查和消毒

推荐：

(1)患者应于注射前检查注射部位。

(2)患者不可在皮下脂肪增生、炎症、水肿、溃疡或感染的部位注射。

(3)注射时,应保持注射部位的清洁。

(4)当注射部位不洁净或患者处于感染易于传播的环境(如医院或疗养院),注射前应消毒注射部位。

(5)患者不可隔衣注射。

4. 捏皮 当皮肤表面到肌肉间的推测距离短于针头长度时,捏起皮肤可使该部位的皮下组织深度变深,能够有效提高注射安全性。是否采用捏皮注射可根据患者的体型、注射部位皮肤厚度及针头长度确定(表4-1)。

表4-1　根据不同针头长度及人群确定是否捏皮和进针角度

针头长度	32G×4mm		31G×5mm			31G×8mm		
目标人群	儿童/青少年	成人	儿童/青少年	成人		儿童/青少年	成人	
是否捏皮	否	否	是	大多数:否	消瘦者:是	是	是	否
进针角度	90°	90°	90°	90°	45°	90°	90°	45°

　　在腹部捏皮相对比较容易,可使皮肤到肌肉筋膜的距离几乎翻倍。在大腿部位捏皮较为困难,平均增幅只有20%左右;在偏瘦受试者中,在大腿处捏皮实际上缩短了皮肤到肌肉筋膜的距离。臀部捏皮难度更大,并且在臀部几乎不可能进行捏皮。选择上臂为注射部位时需捏皮注射。捏皮的正确手法是用拇指、示指和中指提起皮肤,如图4-3所示。不能用整只手来提捏,否则有可能将肌肉及皮下组织一同捏起。

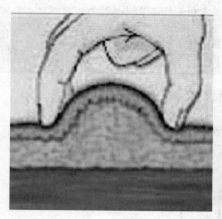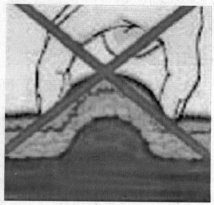

图4-3　正确和错误的捏皮方式

　　推荐:

　　(1)所有患者在起始胰岛素治疗时就应掌握捏皮的正确方法。

　　(2)应当分别检查每个注射部位,并结合所用的针头长度,以决定是否需要捏皮。该建议应当以书面形式提供给患者并记录在他们的临床病历中。

　　(3)捏皮时力度不得过大导致皮肤发白或疼痛。

　　(4)不能用整只手来提捏皮肤,以避免将肌肉及皮下组织一同提起;最佳顺序应当是:

1）捏皮；

2）与皮肤表面成 90° 缓慢注射胰岛素，如图 4-4 所示；

3）拇指按钮完全推下后（用胰岛素笔注射时），让针头在皮肤内停留 10 秒；

4）以刺入时的相同角度拔出针头；

5）松开捏皮；

6）安全处理用过的针头。

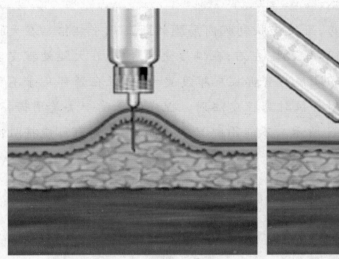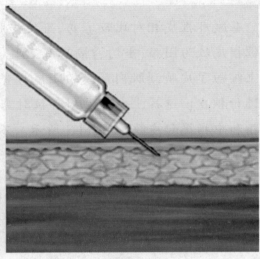

图 4-4　捏皮和不捏皮时正确的注射角度

　　5. 进针角度　采用 45° 注射，可增加皮下组织厚度，减少注射至肌肉的危险，如图 4-5 所示。

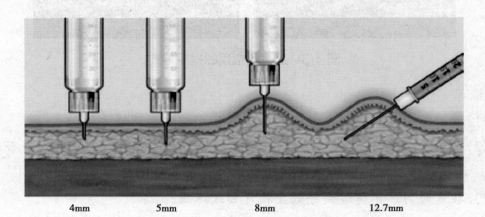

图 4-5　各种长度针头注射时进针角度

推荐：

（1）使用较短（4mm 或 5mm）的针头时，大部分患者无需捏起皮肤，并可90°进针。

（2）使用较长（≥ 6mm）的针头时，需要捏皮和 / 或 45° 进针以降低肌内注射风险。

6. 针头留置时间　使用胰岛素笔注射拔针后，针头可能会发生漏液，从而减少胰岛素实际剂量。延长针头留置时间可减少胰岛素漏液现象。针头留置时间与注射剂量、针头长度等因素有关。药液的流速还与注射笔用针头的内径有关，针头的内径越大，药液流速越快。

推荐：

（1）使用胰岛素笔注射在完全按下拇指按钮后，应在拔出针头前至少停留 10 秒，从而确保药物全部被注入体内，同时防止药液渗漏。药物剂量较大时，有必要超过 10 秒。

（2）与胰岛素注射笔不同，注射器内塞推压到位即可拔出，无需在皮下停留 10 秒。

7. 注射器材的规范废弃　使用后的注射器或注射笔用针头属于医疗锐器，需要合理处置。处理最佳方法为，将注射器或注射笔用针头套上外针帽后放入专用废弃容器内再丢弃。若无专用废弃容器，也可使用加盖的硬壳容器等不会被针头刺穿的容器替代。

推荐：

（1）医护人员和患者必须熟知国家有关医疗废弃物处理的相关规定。

（2）所有医护人员从注射治疗开始，就应教会患者如何正确废弃注射器材。

（3）医护人员应向患者说明可能发生于患者家人（如刺伤儿童）和服务人员（如垃圾收运工和清洁工）的不良事件。

（4）任何情况下均不能将未处理的注射器材丢入公共垃圾桶或者垃圾场。

8. 针头重复使用的危害　所有型号一次性注射笔用针头仅限一次性使用，在完成注射后应立即卸下，当患者自我注射时，套上外针帽后废弃，而不应留置在胰岛素笔上。这样可避免空气（或其他污染物）进入笔芯或笔芯内药液外溢，进而影响注射剂量的准确性，有助于平稳控制血糖，并最终减少医疗费用。

推荐：

（1）注射笔用针头应一次性使用。

（2）应告知患者针头重复使用和脂肪增生、疼痛及出血之间的相关性。

（二）胰岛素泵治疗的操作及注意事项

1. 输注和植入部位　首选腹部，其次可依次选择上臂、大腿外侧、后腰、臀部等，需避开腹中线、瘢痕、胰岛素注射硬结、腰带位置、妊娠纹和脐周 2~3cm 以内，妊娠中晚期的患者慎选腹部。实时动态胰岛素泵系统的探头植入部位同上，但需注意，植入部位距离胰岛素注射部位 7.5cm 以上。

2. 胰岛素泵的安装　胰岛素泵的安装应严格遵循所选用胰岛素泵的说明书进行，一般包含以下操作步骤：

（1）准备药品与材料。

（2）清洁洗手防止感染。

（3）抽取胰岛素填充储药器并排气泡。

（4）连接输液管。

（5）安装。

（6）充盈。

（7）埋置皮下输入装置。

（8）开启胰岛素泵。

3. 探头准备和安装　实时动态胰岛素泵系统可同时进行动态血糖监测。操作步骤如下：

（1）探头准备：提前 20~30 分钟（夏季 5~10 分钟）从冰箱中取出探头。

（2）清洁双手。

（3）将探头安装在助针器上。

（4）植入。

（5）使探头充分浸润 10~15 分钟后连接发送器。

（6）开启连续血糖监测（CGM），检查探头电信号。

（7）初始化 2 小时后，输入指尖血糖值进行校准。

需要读取报告时，使用 CareLink USB 下载数据，并使用 CareLink Pro 软件处理分析数据。

4. 胰岛素泵报警的处理　当胰岛素泵在输注胰岛素的环节出现问题时会发出报警蜂鸣，屏幕上出现相应的信息提示，此时应立即仔细检查并及时解决问题。实时动态胰岛素泵系统需注意探头提醒模式，及时输入正确指尖血糖进行校正,根据患者情况设定合适的高、低血糖报警阈值。

5. 意外高血糖的处理

(1)出现意外高血糖,需排除以下情况:

1)电池:电力不足或电池失效。

2)胰岛素泵:①关机后未开机或停机状态未恢复;②报警未解除;③泵本身故障。

3)输注管路:①更新输液管时未排气,导致无胰岛素输注;②输液管有裂缝或连接松动,导致胰岛素溢漏;③输注管路是否使用时间过长。

4)储药器:①储药器内胰岛素已用完;②气泡阻塞储药器出口;③储药器前端破裂,胰岛素漏出,未能经输入导管进入人体。

5)输液管前端:①输液管前端皮下胰岛素输注装置脱出,胰岛素未输入人体;②输液管前端与输液管连接处松动或破裂造成胰岛素漏出。

6)埋置部位:埋置部位感染、硬结、瘢痕、埋置于腰带位置导致与腰带摩擦,胰岛素未能被有效吸收。

7)胰岛素结晶堵塞输液管或胰岛素失效。

8)其他原因:患者皮下脂肪过少也会影响胰岛素泵疗效。

6. 胰岛素泵耗材使用及护理规范

(1)胰岛素泵需及时更换耗材(各种品牌胰岛素泵零配件不同,根据情况选择更换):

1)电池:平均寿命 1~2 个月。

2)螺旋活塞杆:1~2 年。

3)转换接头:1~2 个月,如有开裂、渗液应及时更换。

4)防水塞:如塞柄断裂应及时更换转换接头并更换新的防水塞。

5)储药器:用完即换。

6)输液管:根据使用说明书在规定的时间内使用,通常 3 天。

7)当储药器内胰岛素用完后应更换新的储药器与新的输液管。

8)探头:使用寿命 3 天。

(2)胰岛素泵的日常护理

1)每天自我血糖监测(SMBG)至少 4 次,其中包括睡前血糖。

2)必要时凌晨 2~3 时监测血糖或进行动态血糖监测。

3)定期检查储药器内胰岛素剩余量。

4)每天检查管道系统至少 3 次。

5)注射部位应经常轮换,建议 3~5 天轮换 1 次,如有硬结或疼痛要及时变更注射部位。

6)注意每次更换输液管时必须先清洗双手,再消毒清洁皮肤,无菌操作并选择合适的注射部位。

7)每天检查注射部位周围皮肤是否有皮肤改变:红肿、皮下脂肪萎缩、硬结等。

8)通过注射针头视窗观察注射部位皮肤。

9)检查输液管路有无裂缝或连接松动,胰岛素有无溢漏。

10)探头植入后要经常注意观察植入局部有无发红、出血、疼痛及脱出的情况。

11)定期清洁胰岛素泵:软布清洁。

12)胰岛素泵需避免静电、浸水、撞击和磁场。

13)根据要求,某些品牌胰岛素泵需定期回厂检测。

14)定期监测并记录体重变化。

15)不断更新泵应用知识。

(3)不良反应

1)停泵、电力异常、胰岛素量不足、管道输注系统堵塞和胰岛素渗漏导致治疗中断,可能会发生严重高、低血糖或酮症酸中毒。

2)过敏反应:注射部位皮肤对胶布过敏。

各医院在使用胰岛素泵治疗方案过程中,在《中国 2 型糖尿病防治指南(2017年版)》指导下,结合本院的胰岛素泵使用特点制订科学的胰岛素泵管理规范将有助于提高胰岛素泵的规范操作、减少因不规范操作导致的不良事件发生[16-17]。

(三) 胰岛素储藏保管

胰岛素的化学组成是蛋白质分子,其质量稳定性受温度、光照、pH、微生物等因素影响,因此储存保管较为严格。若胰岛素在储藏过程中出现质量问题,将会对糖尿病患者血糖控制甚至用药安全造成严重后果,故对糖尿病患者及相关使用人员来说,了解胰岛素的储藏保管知识尤为重要[11]。

1. 未启封的胰岛素 未启封的胰岛素适于保存在冷藏环境下(2~8℃),通常可保存 2 年;在常温环境下(10~30℃)也可保存 1~2 个月。值得注意的是,所有胰岛素制剂禁止存放于 0℃以下的冷冻室,冷冻会使胰岛素分子结构改变甚至失活,注射将造成不良后果。

2. 已启封的胰岛素　对于已打开正在使用中的胰岛素,分瓶装和笔芯两种。瓶装胰岛素瓶口有橡皮塞密封圈,胰岛素抽取使用后仍可达到密封效果,因此可继续放回到冰箱冷藏室保存。而胰岛素笔芯在使用后不可再放回到冷藏室中,笔芯上的针头可连通胰岛素与外界环境,因冰箱内外存在温度差及热胀冷缩原理,若将笔芯放回冷藏室将影响其剂量的准确性。此外,胰岛素在常温环境可保存4~6周(诺和灵 R、N、30R 注射液为 6 周,其他注射液为 4 周),而笔芯按照疗程使用 3 周左右即可全部用完,且在有效期内,因而比较安全,所以已开封的胰岛素笔芯放置在阴凉处即可。

3. 其他注意事项　胰岛素还应避免剧烈震荡,否则会降低胰岛素的生物活性,尤其在摇匀预混或中长效胰岛素时,动作应轻柔。

二、糖尿病胰岛素治疗问题处理

(一) 低血糖

接受降糖药物治疗的糖尿病患者血糖≤ 3.9mmol/L 就是糖尿病性低血糖。应用预混胰岛素治疗的主要副作用之一是低血糖[18]。

避免应用胰岛素导致低血糖的措施:采取安全的降糖方案与个体化血糖目标值;加强患者低血糖教育,应用预混胰岛素治疗的患者需要比较规律的饮食和运动,外出携带低血糖救助卡;自备血糖仪进行自我血糖监测;预混胰岛素类似物比预混人胰岛素可以更好地模拟生理性餐时胰岛素分泌并减少低血糖发生风险;预混胰岛素与阿卡波糖联合应用可以适当减少低血糖风险。糖尿病性低血糖的诊治流程见图 4-6。

(二) 体重增加

胰岛素治疗的另一个主要副作用是体重增加。肥胖增加糖尿病患者发生心血管病变的风险。如果通过过度的胰岛素治疗,虽然使血糖达标,但是导致体重明显增加,也没有达到良好的代谢控制。避免应用预混胰岛素导致体重明显增加的措施包括:较大剂量二甲双胍、α 葡糖苷酶抑制剂与胰岛素联合应用可以减少胰岛素用量并减少体重增加;对于肥胖(体重指数 >28kg/m²) 患者,应该在口服

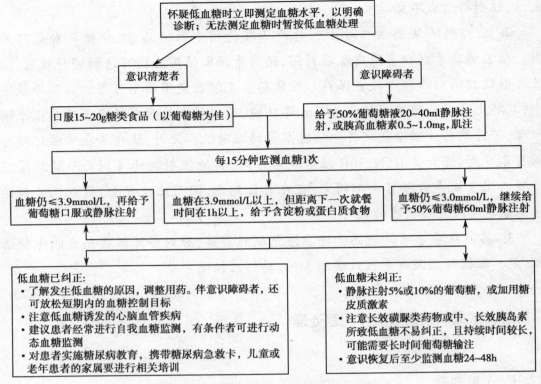

图 4-6 糖尿病性低血糖诊治流程

降糖药物充分治疗的基础上联合胰岛素治疗[19];加强患者教育,合理控制饮食,适当运动,监测体重。

(三)肾功能不全

肾功能不全时肾脏对胰岛素的降解明显减少,同时胰岛素排出率下降,胰岛素在体内蓄积会出现低血糖。因此患者的血尿素氮达到 9mmol/L(25mg/dl)以上、血肌酐达到 178μmol/L 以上时,应该根据血糖监测结果及时减少预混胰岛素用量,避免发生低血糖。在严重肾功能不全时要停用预混胰岛素,应用短效或速效胰岛素。

三、胰岛素使用过程中的患者教育

(一)基本原则

糖尿病治疗的近期目标是通过控制高血糖和代谢紊乱来消除糖尿病症状和

防止出现急性代谢并发症,糖尿病治疗的远期目标是通过良好的代谢控制达到预防慢性并发症、提高患者生活质量和延长寿命的目的。为了达到这一目标,应建立完善的糖尿病教育和管理体系,基本原则如下[10]:

1. 糖尿病患者在诊断后,应接受糖尿病自我管理教育,掌握相关知识和技能,并且不断学习。

2. 糖尿病自我管理教育和支持应以患者为中心,尊重和响应患者的个人爱好、需求和价值观,以此指导临床决策。

3. 糖尿病自我管理教育是患者的必修教育课,该课程应包含延迟和预防 2 型糖尿病的内容,并注重个体化。

4. 糖尿病自我管理教育和支持可改善临床结局并减少花费。

5. 当提供糖尿病自我管理教育和支持时,健康教育提供者应该考虑治疗负担和患者自我管理的自我效能和社会与家庭支持的程度。

6. 医护工作者应在最佳时机为糖尿病患者提供尽可能全面的糖尿病自我管理教育。

7. 在规范化的专科糖尿病教育护士培养基础上,为患者提供糖尿病自我管理教育。

(二) 教育和管理的目标、形式、流程和框架

糖尿病患者一旦确诊即应接受糖尿病教育,教育的目标是使患者充分认识糖尿病并掌握糖尿病的自我管理能力。糖尿病自我管理教育的总体目标是支持决策制定、自我管理行为、问题解决和与医疗团队积极合作,最终改善临床结局、健康状况和生活质量。

糖尿病自我管理教育的方式包括个体教育、集体教育、个体和集体教育相结合、远程教育。集体教育如大课堂式、小组式,也可以是个体教育。内容包括饮食、运动、血糖监测和自我管理能力的指导,小组式或个体化形式的针对性更强。

教育管理的流程和框架应包含对教育对象的基本评估,确定需解决的问题,制订有针对性的目标及计划、实施的方案以及效果评价。

(三) 自我管理教育和支持的实施

1. 自我管理教育和支持者,强调多学科团队 每个糖尿病管理单位应有一名受过专门培训的糖尿病教育护士,设专职糖尿病教育者的岗位,以保证教育的

质量。最好的糖尿病管理模式是团队式管理。糖尿病管理团队的基本成员应包括：执业医师(普通医师和/或专科医师)、糖尿病教员(教育护士)、营养师、运动康复师、患者及其家属。

2. 自我管理教育和支持者的关键时间点

(1)诊断时。

(2)每年的教育、营养和情感需求评估时。

(3)出现新问题(健康状况、身体缺陷、情感因素或基本生活需要)，影响自我管理时。

(4)需要过渡护理时。

3. 自我管理教育和支持的有效评估　逐步建立定期随访和评估系统，以确保所有患者都能进行咨询并得到及时的正确指导。

(四)糖尿病教育内容

1. 糖尿病的自然进程。

2. 糖尿病的临床表现。

3. 糖尿病的危害及如何防治急、慢性并发症。

4. 个体化的治疗目标。

5. 个体化的生活方式干预措施和饮食计划。

6. 规律运动和运动处方。

7. 饮食、运动、口服药、胰岛素治疗及规范的胰岛素注射技术。

8. SMBG 和尿糖监测(当血糖监测无法实施时)，血糖测定结果的意义和应采取的干预措施。

9. SMBG、尿糖监测和胰岛素注射等具体操作技巧。

10. 口腔护理、足部护理、皮肤护理的具体技巧。

11. 特殊情况应对措施(如疾病、低血糖、应激和手术)。

12. 糖尿病妇女受孕必须做到有计划，并全程监护。

13. 糖尿病患者的社会心理适应。

14. 糖尿病自我管理的重要性。

第五章

县级基层医院胰岛素治疗应用的临床方案及专家建议

此次县级基层医院胰岛素应用调查中包括6种胰岛素治疗方案,对给予的具体诊疗方案及血糖改善情况总结如下,并且专家根据各胰岛素治疗方案分别给予了建议。

基于所收集的2 050个典型病例样本,分析了基层医院糖尿病患者临床特征、诊疗规范化程度、胰岛素使用的时机、胰岛素治疗方案的相互转换等。

本次调查主要针对常用的胰岛素治疗方案,包括:

1. 口服降糖药不达标起始胰岛素治疗。

2. 胰岛素强化治疗方案。

3. 住院胰岛素强化治疗后出院转预混胰岛素治疗方案。

4. 人胰岛素治疗不达标转换为胰岛素类似物治疗。

5. 基础胰岛素治疗不达标转换为预混胰岛素治疗。

6. 其他胰岛素治疗方案。

调查中胰岛素治疗方案不达标按照《中国2型糖尿病防治指南(2017年版)》定义。

治疗方案里6种胰岛素治疗方案病例分布情况如图5-1所示,其中住院胰岛素强化治疗后出院转预混胰岛素最为常见,占31%,其次是口服降糖药不达标起始胰岛素治疗达到30%。

数据分析结果中基线情况如下:纳入病例样本中,男性占42%,女性占58%,平均年龄58.43岁,平均BMI值为23.12kg/m²(17.5~43.13kg/m²);其中诊断为2型糖尿病患者比例为98%,18%的患者有糖尿病家族史,40%的患者有高血压史,46%的患者既往接受口服药物降糖;基线实验室检查结果为:空腹血糖平均

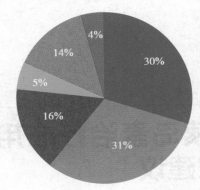

图 5-1 调查病例中各胰岛素治疗方案比例分布

- ■ 口服降糖药不达标起始胰岛素治疗
- ■ 住院胰岛素强化治疗后出院转预混胰岛素治疗方案
- ■ 胰岛素强化治疗方案
- ■ 基础胰岛素治疗不达标转换成预混胰岛素治疗
- ■ 人胰岛素治疗不达标转换成胰岛素类似物治疗
- ■ 其他胰岛素治疗方案

值 11.3mmol/L（5.5~17.7mmol/L）；餐后血糖（PPG）64% 已测，平均值 19.42mmol/L（11.6~33.4mmol/L）；HbA1c 平均值 10.24%（5.2%~24.25%）；空腹胰岛功能 32% 已测，平均值 12.56mU/L，餐后 2 小时胰岛素 24% 已测，平均值 37.87mU/L；空腹 C- 肽 54% 已测，平均值 1.6ng/ml，餐后 2 小时 C- 肽 40% 已测，平均值 2.96ng/ml。全天血糖监测结果如图 5-2 所示。

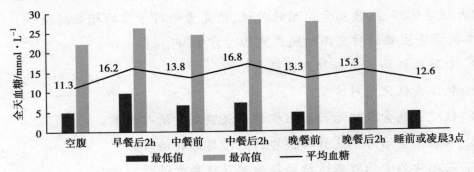

图 5-2 2 050 例病例全天血糖监测均值

治疗 4 周后，实验室检查结果如下：

空腹血糖平均值 6.9mmol/L（5.1~12.3mmol/L），诊断时 11.3mmol/L；早餐后 2 小时平均值 8.9mmol/L（7~33.4mmol/L），诊断时 16.2mmol/L；糖化血红蛋白平均值 8.14%（6.5%~15.6%），诊断时 10.24%；空腹 C- 肽平均值 1.84ng/ml（0.34~4ng/ml），诊断时 1.6ng/ml；餐后 2 小时 C- 肽平均值 3.64ng/ml，诊断时 2.96ng/ml；4 周治疗后多饮、多食、多尿和体重变化等症状表现均获得较大改善。全天血糖改善情况、治疗前后症状表现分别如图 5-3、图 5-4 所示。

通过对收集的病例数据及信息进行汇总，在基层胰岛素治疗过程中存在：

1. 已收集病例总体显示出完整性较低，且存在书写不规范等现象，县级基

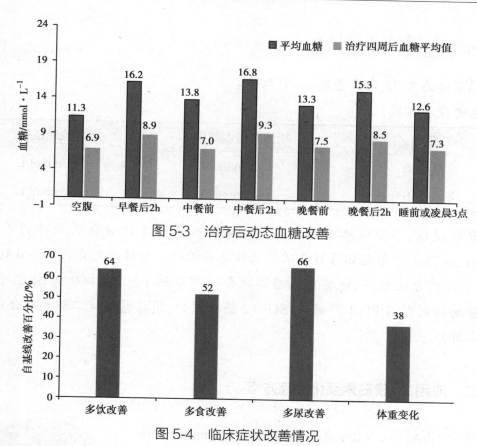

图 5-3 治疗后动态血糖改善

图 5-4 临床症状改善情况

层糖尿病诊疗程序及诊疗方案规范化程度仍有待提高。

2. 在县级医院,住院胰岛素强化后出院转预混胰岛素最为常见,占 31%。

3. 胰岛素转换治疗后,尤其应用预混胰岛素类似物治疗,对 2 型糖尿病患者诊疗有明显临床效果。

一、应用 1:口服降糖药不达标起始胰岛素治疗

当口服降糖药加到最大剂量并持续用药 2~4 周血糖仍不能有效控制,为原发性失效;当口服降糖药一段时间内能有效控制血糖,其后出现血糖上升,即便将剂量加到最大量仍不能有效控制血糖时,则为继发性失效(图 5-5)。

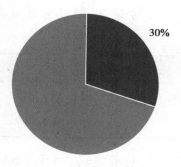

图 5-5 口服降糖药不达标
起始胰岛素治疗病例占比

33

【常见治疗方案】

赖脯胰岛素 25 每日 2 次、二甲双胍。

患者改善情况：

项目	初诊时检测结果	随访检测结果
空腹血糖	11.19mmol/L	7.37mmol/L
餐后 2 小时血糖	15.37mmol/L	9.79mmol/L

专家建议：二甲双胍单药或二甲双胍联合其他 1 种口服药血糖仍不达标（HbA1c ≥ 7%），推荐起始每日 2 次预混胰岛素治疗。起始日剂量为 0.2~0.4U/kg，按 1∶1 比例分配到早、晚餐前。推荐联合二甲双胍 1 500~2 000mg/d；也可与 α 葡糖苷酶抑制剂、DPP-4 抑制剂、SGLT2 药物联合；慎与噻唑烷二酮类联合（可能加重水肿）。

二、应用 2：胰岛素强化治疗方案

对于 HbA1c ≥ 9.0% 或空腹血糖 ≥ 11.1mmol/L 伴明显高血糖症状的新诊断 2 型糖尿病患者，可实施短期胰岛素强化治疗（图 5-6）。

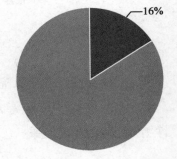

图 5-6　胰岛素强化治疗方案病例占比

【常见治疗方案】

方案 1：速效餐时胰岛素 + 长效 / 中效基础胰岛素（3+1）多次注射短期强化治疗。

方案 2：胰岛素泵短期强化治疗。

患者改善情况：

项目	初诊时检测结果	随访检测结果
空腹血糖	13.67mmol/L	7.30mmol/L
餐后 2 小时血糖	17.96mmol/L	9.92mmol/L

专家建议：对于 HbA1c ≥ 9.0% 或空腹血糖 ≥ 11.1mmol/L 伴明显高血糖症状的新诊断 2 型糖尿病患者，可实施短期胰岛素强化治疗，治疗时间在 2 周至 3

个月为宜,治疗目标为空腹血糖 4.4~7.0mmol/L,非空腹血糖 <10.0mmol/L,可暂时不以 HbA1c 达标作为治疗目标,并加强血糖监测;结合基层医院胰岛素使用经验,推荐胰岛素强化治疗方案包括基础 - 餐时胰岛素治疗方案(多次皮下注射胰岛素或 CSII),预混胰岛素(或类似物)每日注射 2 或 3 次的方案,同时由于剂量滴定较为复杂及低血糖不良反应等因素,不推荐基层医院使用预混胰岛素(或类似物)每日 3 次的方案作为短期强化治疗方案。

三、应用 3:住院胰岛素强化治疗后出院转预混胰岛素治疗

住院高血糖患者比例高,往往增加重症患者院内死亡率,延长患者住院时间,接受住院强化方案的患者可通过胰岛素泵或多次胰岛素注射治疗方案,快速控制血糖,解除高血糖毒性,缩短住院天数。但由于短期强化治疗方案注射次数较多且给药器具价格较高,不适合患者长期使用,因此经过短期胰岛素强化治疗后需及时进行胰岛素治疗方案调整(图 5-7)。

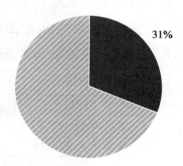

31%

图 5-7　住院胰岛素强化治疗后出院转预混胰岛素治疗病例占比

【常见治疗方案】

方案 1:胰岛素泵短期强化治疗,转赖脯胰岛素 25,每日 2 次。
方案 2:胰岛素 3+1 多次注射短期强化治疗,转赖脯胰岛素 25,每日 2 次。
患者改善情况:

项目	初诊时检测结果	随访检测结果
空腹血糖	14.67mmol/L	6.98mmol/L
餐后 2 小时血糖	21.02mmol/L	8.97mmol/L

专家建议:短期胰岛素强化治疗后,血糖达到目标范围且高血糖症状得到明显缓解后,可转化为更加适合长期使用的预混胰岛素(或类似物)2 针(每日 2 次),如赖脯胰岛素 25,每日 2 次或赖脯胰岛素 50,每日 2 次的治疗方案,并积极开展随访和患者教育、管理,监测血糖和定期监测 HbA1c,帮助患者长期血糖达标。

四、应用 4：人胰岛素治疗不达标转换成胰岛素类似物治疗

使用人胰岛素治疗后血糖仍未达标，反复出现低血糖等不良反应事件，应考虑调整胰岛素治疗方案（图5-8）。

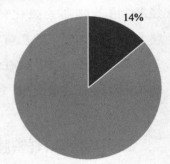

14%

图 5-8　人胰岛素治疗不达标转换胰岛素类似物治疗方案

【常见治疗方案】

方案 1：人胰岛素治疗不达标，调整为低预混胰岛素类似物如赖脯胰岛素25，每日 2 次。

方案 2：人胰岛素治疗不达标，调整为中预混胰岛素类似物如赖脯胰岛素50，每日 2 次。

患者改善情况：

项目	初诊时检测结果	随访检测结果
空腹血糖	10.72mmol/L	7.44mmol/L
餐后 2 小时血糖	17.93mmol/L	9.84mmol/L

专家建议：人胰岛素包含 R、N 和预混人胰岛素，是目前县级医院常用的胰岛素，但由于化学结构等原因，导致在使用过程中存在达峰时间长、不能较好地模拟生理胰岛素功能等现象，存在需要餐前提前注射、低血糖事件等不足，因此对于人胰岛素治疗不达标的患者，推荐使用胰岛素类似物，包括基础胰岛素、餐时速效胰岛素和预混胰岛素类似物，其中预混胰岛素类似物如赖脯胰岛素25/50，具有兼顾空腹和餐后血糖控制作用，注射更方便、减少注射次数等明显优势。

五、应用 5：基础胰岛素治疗不达标转换成预混胰岛素治疗

基础胰岛素每日 1 次或基础胰岛素联合口服药物治疗后血糖仍然未达标，特别是餐后血糖不达标，或反复出现低血糖的情况，即为基础胰岛素治疗欠佳，应考虑胰岛素治疗方案的调整（图5-9）。

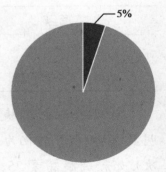

5%

图 5-9　基础胰岛素治疗不达标转换成预混胰岛素治疗病例占比

常见治疗方案：

方案 1：基础胰岛素治疗不达标，调整为赖脯胰岛素

25 每日 2 次。

方案 2：基础胰岛素治疗不达标，调整为赖脯胰岛素 50 每日 2 次。

患者改善情况：

项目	初诊时检测结果	随访检测结果
空腹血糖	10.65mmol/L	6.76mmol/L
餐后 2 小时血糖	14.82mmol/L	8.82mmol/L

专家建议：基础胰岛素每日 1 次或联合口服药治疗方案是目前常见的糖尿病治疗方案，由于使用简单、注射次数较少等使得患者依从性较高；但由于中国人口饮食结构以碳水化合物为主，使得中国糖尿病患者餐后血糖升高较西方国家患者更为明显，对于餐后血糖的控制更加重要，在使用胰岛素治疗过程中需密切监测患者餐后血糖情况；结合县级医院糖尿病患者结构的医保支付能力，推荐不能坚持长期基础加餐时多次注射方案的糖尿病患者，使用预混胰岛素类似物每日 2 次注射，如赖脯胰岛素 25 每日 2 次或赖脯胰岛素 50 每日 2 次。

附　录

胰岛素治疗应用病例

病例 1：常熟市第一人民医院沈丽芳医生提供

患者：女性，58 岁。

主诉：口干多饮多尿 10 余年，加重 1 个月，收入院。

现病史：患者 10 余年前无明显诱因下出现口干、多饮，每日饮水量约 3L，伴尿量增多，每日排尿 10 余次，易饥多食，经检查确诊为"2 型糖尿病"。

入院时主要治疗情况："优泌林 70/30 早 18U、晚 18U"治疗，近 1 个月口干、多饮加重，来门诊查糖化血红蛋白测定 HbA1c 9.0%，空腹血糖 12.4mmol/L，为进一步诊治收住入院。病程中患者无明显视物模糊，无肢体麻木，无肢体活动障碍，无畏寒、发热，无怕热、多汗，无咳嗽、咳痰，无胸闷、心悸，无呕吐、腹泻，食纳、睡眠正常，体重无明显减轻。

既往史：患者有"高血压"病史，否认冠心病史，否认肝炎、结核等传染病史，否认重大外伤手术史，否认药物、食物过敏史。

体格检查：体温（T）36.8℃，脉搏（P）78 次 /min，呼吸（R）20 次 /min，血压（BP）150/95mmHg，体重指数（BMI）23kg/m², 心肺阴性，腹部无异常。

实验室检查

糖代谢指标：空腹血糖 12.4mmol/L，餐后 2 小时血糖 14.7mmol/L，HbA1c 9%，空腹 C- 肽 1.21ng/ml，餐后 2 小时 C- 肽 2.27ng/ml。

脂代谢指标：甘油三酯 1.06mmol/L，总胆固醇 4.97mmol/L，高密度脂蛋白（HDL）1.45mmol/L，低密度脂蛋白（LDL）2.97mmol/L。

血生化:

肝功能:谷丙转氨酶(丙氨酸转氨酶,ALT)15U/L,谷草转氨酶(天冬氨酸转氨酶,AST)18U/L。

肾功能:尿素 3.9mmol/L,肌酐 49μmol/L,尿酸 216μmol/L。

其他:尿葡萄糖(++),尿微量白蛋白 18μg/ml(-),血红蛋白 128g/L,血小板计数 169×10^9/L,白细胞计数 5.9×10^9/L。

诊断

1. 2 型糖尿病。
2. 高血压。

治疗方案

1. 糖尿病健康教育。
2. 合理饮食,适量运动。
3. 胰岛素泵治疗 赖脯胰岛素 R 早 6U,中 6U,晚 6U,基础量 18U。
4. 降压处理 厄贝沙坦 0.3g,每日 1 次。
5. 改善循环等对症支持治疗,监测血糖变化。

血糖监测情况

日期	空腹	早餐后2 小时	午餐前	午餐后2 小时	晚餐前	晚餐后2 小时	睡前或凌晨 3 点
第 1 天	12.3	16.7	10.6	15.8	10.5	16.0	14.4
第 2 天	10.0	12.2	9.6	10.2	9.8	12.0	9.2
第 3 天	9.6	10.9	9.3	9.6	8.9	11.3	9.7
第 4 天	8.0	9.2	8.6	9.8	8.5	11.0	9.8
第 5 天	8.0	7.8	8.4	8.8	7.8	8.8	7.8
第 6 天	7.5	8.2	8.0	9.2	8.5	9.5	8.6
第 7 天	7.3	8.6	8.4	9.5	8.2	8.0	7.8
第 8 天	7.0	8.3	7.4	8.6	8.0	8.1	7.8

出院治疗方案

1. 二甲双胍 0.5g,每日 3 次。

2. 厄贝沙坦 0.3g,每日 1 次。

3. 赖脯胰岛素 25R,早餐前 18U、晚餐前 16U 皮下注射。

随访情况

日期	空腹	早餐后 2 小时	午餐前	午餐后 2 小时	晚餐前	晚餐后 2 小时	睡前或 凌晨 3 点
出院	7.2	9.9		7.2		6.2	8.7
出院后 1 周	7.1	11.3		9.3		7.4	
出院后 2 周	7.0	9.6		9.2		9.9	
出院后 3 周	6.2	6.5		8.3		8.2	
出院后 3 个月	7.2	6.8	7.9	8.1	8.1	8.4	7.3

总结与思考

1. 本患者饮食未控制,长期缺乏运动,HbA1c 9%,空腹血糖 12.4mmol/L,根据《中国 2 型糖尿病防治指南(2017 年版)》,给予胰岛素泵强化治疗,血糖控制稳定后改为赖脯胰岛素 25R 联合二甲双胍、盐酸吡格列酮控制血糖。

2. 胰岛素启动时机 新诊断糖尿病 HbA1c ≥ 9% 或空腹血糖 ≥ 11.1mmol/L 开始胰岛素治疗,本患者糖化及空腹血糖都比较高,故开始胰岛素泵治疗。

3. 治疗过程中加用二甲双胍、盐酸吡格列酮增加胰岛素敏感性,有助于减少胰岛素剂量。

4. 患者自我血糖监测还没有被广泛接受和规范化,需要对患者更进一步的教育,包括血糖监测的价值和意义,如何正确的开展自我血糖监测,血糖监测结果的及时分享等,规范化的自我血糖监测明显有助于患者的长期血糖控制,只有实时掌握患者血糖的变化才能及时调整诊疗方案,从而较好地控制血糖。

病例 2:温岭市中医院郏丽丽医生提供

患者:女性,70 岁。

主诉:口干、多饮、多尿、多食 20 年。

现病史(包括治疗依从性):患者 20 年前出现口干、多饮、多尿、多食,无视物模糊,无肢体麻木,于当地医院就诊,空腹血糖 9.5mmol/L,考虑"2 型糖尿病"，予以口服格列齐特缓释片 30mg 每日 1 次，二甲双胍片 500mg 每日 1 次降血糖，血糖下降。10 年前患者出现口干、多饮、多尿、多食加重，伴消瘦，空腹血糖 12.0mmol/L，予以诺和灵 70/30 于早、晚餐前各 15U 皮下注射，二甲双胍片 500mg 每日 2 次，阿卡波糖 50mg 每日 3 次降血糖，血糖下降，但血糖波动明显，逐渐出现视物模糊，双下肢麻木不适，未予以进一步治疗。今来我院门诊就诊，空腹血糖 12.6mmol/L，餐后 2 小时血糖 21.2mmol/L，HbA1c 12.3%，口干、多饮、多尿、多食症状明显，予以收入院。

既往史（含合并症情况）：既往体健，有节育术病史 40 年，否认"肝炎、结核、伤寒、痢疾"等传染病及其接触史；否认"心脏病"等全身性疾病史，否认其他手术外伤及输血史，否认食物药物过敏史，否认中毒史，预防接种随社会计划进行。

家族史：母亲有"糖尿病"病史。

目前主要治疗情况：诺和灵 70/30 早、晚餐前各 15U 皮下注射，二甲双胍片 500mg 每日 2 次，阿卡波糖 50mg 每日 3 次。

体格检查

血压（BP）130/70mmHg，脉搏 78 次 /min，身高 160cm，体重 45kg，BMI 17.5kg/m^2，腰围 62cm，腰臀比 0.6；心、肺、腹阳性或阴性体征：无；双下肢有无浮肿：无；四肢肌力有无减退：无；皮肤有无特殊表现：无。

实验室检查

糖代谢指标：空腹血糖 12.6mmol/L，餐后 2 小时血糖 23.5mmol/L，糖化血红蛋白 12.3%。空腹与餐后 2 小时 C- 肽：空腹 C- 肽 0.45nmol/L，餐后 2 小时 C- 肽 0.6nmol/L。

脂代谢指标：甘油三酯 1.8mmol/L，总胆固醇 4.7mmol/L，高密度脂蛋白 0.95mmol/L，低密度脂蛋白 2.4mmol/L。

血生化：肝功能正常；肾功能正常。

其他：

尿常规：葡萄糖 >++++。肿瘤指标检查、血凝检查、心肌酶谱、甲状腺检查、血常规、粪便常规及隐血无殊。尿微量蛋白无殊。

辅助检查

心电图:窦性心律;眼底检查:糖尿病视网膜病变;胸片:无殊;甲状腺 B 超:甲状腺结节多发;颈动脉 B 超:双侧颈动脉硬化伴硬化斑块形成。

诊断

1. 2 型糖尿病、糖尿病大血管病变、颈动脉硬化伴硬化斑块形成、糖尿病微血管病变、糖尿病视网膜病变。

2. 甲状腺结节多发。

治疗方案:赖脯胰岛素 50R 早餐前 15U,午餐前 6U,赖脯胰岛素 25R 晚餐前 15U 皮下注射,二甲双胍 500mg 每日 1 次,西格列汀 100mg 每日 1 次。

血糖监测情况

日期	早餐前	早餐后	午餐前	午餐后	晚餐前	晚餐后	睡前	凌晨 3 点
第 1 天	12.1	19.0	14.2	18.5	15.6	21.0	15.4	12.0
第 2 天	11.0	17.5	14.2	17.5	16.0	20.2	17.1	11.5
第 3 天	10.0	16.8	13.2	16.5	15.0	18.7	15.0	10.8
第 4 天	9.4	14.4	12.1	15.6	12.1	14.5	13.0	11.0
第 5 天	8.7	13.5	10.0	14.2	11.0	12.1	9.0	9.1
第 6 天	8.5	12.0	11.0	12.1	8.9	12.0	9.0	8.9

治疗过程中降糖治疗方案调整,第 4 天调整为:赖脯胰岛素 50R 早餐前 17U,午餐前 8U,赖脯胰岛素 25R 晚餐前 17U,二甲双胍 500mg 每日 1 次,西格列汀 100mg 每日 1 次。

出院降糖治疗方案调整:赖脯胰岛素 50R 早餐前 19U,午餐前 8U,赖脯胰岛素 25R 晚餐前 18U,二甲双胍 500mg 每日 1 次,西格列汀 100mg 每日 1 次。

日期	空腹	早餐后 2 小时	午餐前	午餐后 2 小时	晚餐前	晚餐后 2 小时	睡前或 凌晨 3 点
出院后 4 周	8.0	11.0	8.5	10.0	8.5	9.5	8.0

总结与思考：患者为老年女性，病程 20 年，前 10 年口服促泌剂，后 10 年长期注射人胰岛素 70/30 联合口服降糖药，存在合并大、小血管并发症，血糖控制欠佳，故入院后予以赖脯胰岛素 50R 早、中餐前皮下注射＋赖脯胰岛素 25R 晚餐前皮下注射，口服二甲双胍及西格列汀降血糖，兼顾空腹以及餐后血糖，血糖控制情况符合患者的个体化目标。

病例 3：天台县中医院裘魁魁医生提供

患者：女性，66 岁。

主诉：头昏、视物旋转 1 周。

现病史（包括治疗依从性）：患者 1 周前无明显诱因出现头昏、视物旋转，发作时间数分钟至 1 小时左右，活动时症状加重，休息后稍减轻，伴全身乏力、恶心、胃纳下降，体位改变症状无明显加重，无呕吐、无头痛胸痛、无晕厥、无心悸心慌、无胸闷气促、明显耳鸣耳聋、无腹痛腹泻、无肢体活动障碍、无双下肢浮肿，来我院门诊就诊，拟"头昏查因"收住入院。发病以来，患者神志清，精神可，胃纳下降，睡眠可，体重未见明显下降。患者有"2 型糖尿病"病史 5~6 年，近期服用"格列吡嗪片 5mg，每日 2 次、二甲双胍缓释片 500mg，每日 2 次"控制血糖，但监测空腹血糖一直大于 10mmol/L。

既往史（含合并症情况）：否认高血压病、心脏病、脑卒中、肺及支气管病、肝病、肾病及其他心脑血管、内分泌系统等重要脏器重要疾病史，否认肝炎史、结核史、疟疾史等传染病史，否认外伤史，否认中毒史，否认输血史，否认食物、药物过敏史，预防接种史不详。

家族史：父亲健在，母亲健在，近年发现糖尿病，4 兄弟，均健在，其中 2 个兄弟有糖尿病，否认二系三代中有家族遗传倾向的疾病史。

体格检查：意识清晰，体温 36.8℃，脉搏 94 次/min，呼吸 17 次/min，血压 148/67mmHg，体重 45kg，身高 155cm，BMI 18.73kg/m²，心肺腹部无殊；神经系统（－）。

实验室检查

HbA1c 9.86%。

生化检查：葡萄糖 14.21mmol/L，低密度脂蛋白胆固醇（LDL-Ch）3.00mmol/L。

尿常规:尿糖++,尿酮体-,尿蛋白-,尿微量白蛋白-。

甲状腺检查:游离甲状腺素 23.26pmol/L。

胰岛自身抗体 3 项-。

血常规、肝肾功能、肿瘤标志物等实验室检查均未见明显异常。

辅助检查

经颅多普勒(TCD):双侧椎基底动脉血流速度偏快,基底动脉血管粥样硬化,双侧椎动脉血管顺应性减退;心电图:窦性心律,大致正常心电图;X 线片示:颈椎骨质增生;CT 示:颅脑 CT 平扫颅内未见异常,两肺纹理稍增多;B 超示:心脏,左心室舒张功能减退,二、三尖瓣轻度反流,双侧颈动脉多发斑块形成,双下肢动脉内中膜增厚,双下肢深静脉,甲状腺未见明显异常,胆囊多发息肉,肺功能提示正常;双侧颈动脉多发斑块形成。

2 型糖尿病并发症相关评估

四肢感觉阈测定轻度病变;眼底评估提示糖尿病视网膜病变Ⅱ期。

诊断

1. 椎基底动脉供血不足。

2. 颈椎病。

3. 2 型糖尿病,周围神经病变,视网膜病变。

4. 动脉粥样硬化。

5. 胆囊多发息肉。

治疗方案

1. 低脂、低盐糖尿病饮食,适当运动,监测血糖、血压。

2. 予扩张血管,改善循环等对症治疗。

3. 赖脯胰岛素 R 早 6U、晚 6U 餐时,地特胰岛素 8U 睡前皮下注射。

4. 阿司匹林片 0.1 每日 1 次抗血小板聚集,阿托伐他汀钙片 20mg 睡前 1 次调脂,稳定斑块。

5. 甲钴胺片 0.5mg 每日 3 次营养神经,羟苯磺酸钙胶囊 2 片每日 3 次改善微循环。

血糖监测情况

日期	早餐前	早餐后	午餐前	午餐后	晚餐前	晚餐后	睡前	凌晨3点
第1天				2.8	6.2	4.3	5.6	
第2天	18.0			13.5		20.8		
第3天	7.3	17.7		16.0		13.1		
第4天	7.4	15.3		19.2				
第5天	6.9	16.3				18.5		
第6天	8.4	19.0		14.2		12.4		
第7天	7.8	17.2				11.4		
第8天	9.5	15.5		12.0		9.3		
第9天	6.5	15.5		12.0		9.3		
第10天	6.8	14.3		19.8		11.6		
第11天	6.3	11.6		18.0		14.7		
第12天	5.7	8.7		6.7		4.1		
第13天	6.0	7.4		7.2		5.9		
第14天	5.6	9.7		7.5		3.3		
第15天	6.3	6.8		9.7		7.6		
第16天	7.3	7.1		8.6		8.0		

治疗过程中胰岛素治疗方案调整

1. 第1天降糖治疗方案调整　血糖波动于2.8~6.2mmol/L,中、晚餐后血糖低,予停用赖脯胰岛素R,地特胰岛素12U每日1次降糖治疗。

2. 第3天降糖治疗方案调整　血糖波动于13.5~20.8mmol/L,于三餐前分别加用阿卡波糖片50mg、50mg、100mg降糖治疗。

3. 第6天降糖治疗方案调整　阿卡波糖片(拜唐平)100mg每日3次,地特胰岛素12U。

4. 第9天降糖治疗方案调整　阿卡波糖片(拜唐平)100mg每日3次,地特胰岛素16U,瑞格列奈片(孚来迪)1mg每日3次。

5. 第12天降糖治疗方案调整　赖脯胰岛素25R,早12U、晚8U餐前皮下注射,联合阿卡波糖片(拜唐平)100mg每日3次,监测血糖情况。

6. 第 15 天降糖治疗方案调整　阿卡波糖片早、中餐改为 100mg,赖脯胰岛素 25R,早 12U、晚 10U 餐前皮下注射。

出院治疗方案:赖脯胰岛素 25R 早 12U、晚 10U 餐前皮下注射,阿卡波糖片早、中餐各 100mg。

日期	空腹	早餐后 2 小时	午餐前	午餐后 2 小时	晚餐前	晚餐后 2 小时	睡前或凌晨 3 点
4 周后	6.5	8.0		9.0		7.5	

总结与思考:对于老年患者,需要更充分地评估患者病情及制订合理的控糖目标及过程管理;及时启动胰岛素治疗,要充分结合血糖控制情况调整治疗方案或剂量,不断完善糖尿病的综合治疗方案。

病例 4:温岭市第一人民医院薛诚医生提供

患者:女性,60 岁。

主诉:多饮、多尿 8 年,下肢麻木 2 年。

现病史(包括治疗依从性):8 年前出现口干、多饮、多尿,当地医院诊断 2 型糖尿病,开始口服药物控制血糖,具体不详。2 年前开始注射甘精胰岛素 16U,二甲双胍 0.5g 每日 3 次、阿卡波糖 100mg 每日 3 次。1 年前出现双下肢麻木,口服甲钴胺片 0.5mg 每日 3 次营养神经治疗。

既往史(含合并症情况):高血压病史 4 年,口服氨氯地平 5mg 每日 1 次降压。

家族史:父亲有高血压病史。

体格检查

血压 142/85mmHg,脉搏 85 次 /min,身高 160cm,体重 62kg,BMI 24.2kg/m²,腰围 82cm;心、肺、腹阳性或阴性体征:阴性;双下肢有无浮肿:无;四肢肌力有无减退:无;皮肤有无特殊表现:无。

实验室检查

糖代谢指标:空腹血糖 10.8mmol/L,餐后 2 小时血糖 17.6mmol/L,HbA1c 9.8%。空腹 C- 肽 1.45ng/ml,胰岛素 4.8μU/ml。餐后 2 小时 C- 肽 3.2ng/ml,胰岛素 16.6μU/ml。

脂代谢指标:甘油三酯 2.3mmol/L,总胆固醇 6.5mmol/L,低密度脂蛋白

3.9mmol/L。

血生化:肝功能正常;肾功能正常。

其他:

尿常规:尿糖++,蛋白+,酮体-。血常规:正常。糖尿病自身抗体:阴性。

辅助检查

心电图:窦性心律;眼底检查:糖尿病视网膜病变1期,微血管瘤形成;肌电图:多发周围神经病变;颈动脉B超:两侧颈动脉多发斑块形成,颈动脉硬化;下肢血管B超:双下肢动脉硬化伴斑块形成,下肢静脉血流通畅。

诊断

1. 2型糖尿病,糖尿病视网膜病变、糖尿病周围神经病变。
2. 高血压。
3. 高脂血症。
4. 颈动脉多发斑块形成。
5. 下肢动脉硬化伴斑块形成。

治疗方案

1. 暂停甘精胰岛素(来得时针)和阿卡波糖片,保留二甲双胍0.5g每日3次。
2. 赖脯胰岛素50R,早12U,中8U,晚12U三餐前注射强化治疗控制血糖。
3. 缬沙坦80mg每日1次降压、阿托伐他汀20mg每日1次调脂、甲钴胺片0.5mg每日3次营养神经、阿司匹林片0.1g每日1次抑制血小板。

血糖监测情况

日期	早餐前	早餐后	午餐前	午餐后	晚餐前	晚餐后	睡前	凌晨3点
第1天	10.2	14.3	9.2	10.2	8.9	11.3	9.6	8.5
第2天	9.2	13.5	9.3	10.0	8.5	10.8	8.9	8.3
第3天	9.1	13.2	9.0	10.5	8.5	9.5	8.7	7.8
第4天	7.8	11.8	8.5	10.4	8.0	11.5	8.6	6.8
第5天	7.4	10.6	8.0	9.8	7.8	9.2	7.8	6.7
第6天	7.1	9.5	8.1	9.0	7.9	8.1	7.9	

治疗过程中胰岛素治疗方案调整

1. 第 4 天胰岛素治疗方案调整　赖脯胰岛素 50R 剂量调整为早 14U、中 12U、晚 14 三餐前注射。

2. 第 5 天治疗方案调整　加用阿卡波糖 50mg 每日 3 次。

出院治疗方案:赖脯胰岛素 50R 早 14U、中 12U、晚 14 三餐前注射;二甲双胍片 0.5mg 每日 3 次;阿卡波糖片 50mg 每日 3 次。

日期	空腹	早餐后 2 小时	午餐前	午餐后 2 小时	晚餐前	晚餐后 2 小时	睡前或 凌晨 3 点
出院后 4 周	6.7	9.8	7.1	8.8	7.3	9.1	6.1

总结与思考:该患者为中老年患者,糖尿病 8 年,既往使用甘精胰岛素 16U,联合二甲双胍 0.5g 每日 3 次、阿卡波糖 100mg 每日 3 次控制血糖,HbA1c>10%,空腹血糖 >10mmol/L,餐后 2 小时血糖 >16mmol/L。结合患者血糖情况,该患者餐后血糖偏高为主,因此选择赖脯胰岛素 50R 每日 3 次皮下注射的胰岛素强化治疗方案,并联合二甲双胍 0.5g 每日 3 次治疗。治疗过程中发现患者饮食控制欠佳,餐后血糖仍稍偏高,加用了阿卡波糖片 50mg 每日 3 次口服后,患者空腹和餐后血糖均基本达标。出院后 1 个月后复诊,患者空腹血糖在 6.5mmol/L 左右,餐后血糖在 9mmol/L 左右。该患者在较短时间内通过对治疗方案的精细化调整,空腹和餐后血糖长期达标,能够有效减少各种远期并发症的进展。

病例 5 :抚顺县人民医院何毅医生提供

患者:女性,65 岁。

主诉:发现血糖升高 3 年。

现病史:患者 3 年前自述出现多饮,多尿,体重略微下降现象,经当地医院诊治为"2 型糖尿病"未系统治疗,后自服保健类药物血糖控制不佳,近 1 个月患者自觉上述症状逐渐加重,来我院就诊。

既往史:高血压 3 年。

家族史:否认家族性遗传疾病史。

体格检查:血压 190/100mmHg,脉搏 105 次 /min,体温 36.1℃,呼吸 18 次 /min;甲状腺不肿大,未触及结节;头部、胸部、肺部均无异常;心前区无隆起及凹陷,心尖搏动正常。

实验室检查

糖代谢指标：随机血糖 26.6mmol/L，糖化血红蛋白 9.1%。

脂代谢指标：甘油三酯 1.25mmol/L，总胆固醇 5.09mmol/L，高密度脂蛋白 1.18mmol/L，低密度脂蛋白 3.53mmol/L。

血生化：

肝功能：ALT 14.37U/L，AST 17.7U/L，碱性磷酸酶 86.1U/L，谷氨酸转肽酶 40.9U/L。

肾功能：肌酐 73.9μmol/L，尿素 4.25mmol/L。

其他：尿常规 ++，血常规正常。

辅助检查

血常规：白细胞计数（WBC）6.79×10^9/L，中性粒细胞百分比 56.5%，血红蛋白（Hb）133g/L，血小板计数（PLT）225×10^9/L。

心电图：供血不足，窦性心动过速。

诊断

1. 2 型糖尿病。
2. 冠心病。
3. 高血压 3 级（极高危）。
4. 心律失常。

治疗方案（降糖）：赖脯胰岛素 50R 于早、中、晚餐前分别 16U、10U、16U 皮下注射，二甲双胍 0.5 每日 2 次。

血糖监测情况

日期	早餐前	早餐后	午餐前	午餐后	晚餐前	晚餐后	睡前	凌晨 3 点
第 1 天	16.2	25.6	12.4	18.3	11.4	16.8	12.0	
第 2 天	11.6	16.7	10.2	16.3	10.5	12.3	10.3	
第 3 天	10.1	13.6	10.3	11.9	11.2	12.4		
第 4 天	9.2	12.1	8.2	8.2	6.6	9.2		
第 5 天	8.4	10.7	9.3	9.4	7.8	8.4		
第 6 天	7.3	10.4	8.0	8.8	7.2	9.5		

治疗过程中降糖治疗方案调整

第 4 天降糖治疗方案调整:赖脯胰岛素 50R 早、中、晚餐前分别 18U、10U、16U,皮下注射,二甲双胍 0.5 每日 2 次,阿卡波糖 50mg 每日 3 次。

出院治疗方案及随诊治疗方案调整

1. 赖脯胰岛素 50R 早、中、晚餐前分别 18U、10U、16U,皮下注射,二甲双胍缓释片 0.5 每日 2 次,阿卡波糖 50mg 每日 3 次。

2. 出院 2 个月后门诊随访,治疗方案调整为赖脯胰岛素 50R 早、中、晚餐前分别 14U、8U、12U 皮下注射,二甲双胍缓释片 0.5g 每日 2 次,阿卡波糖 50mg 每日 3 次。

3. 出院 3 个月后门诊随访,治疗方案调整为赖脯胰岛素 50R 每日 2 次,早 12U、晚 10U 餐前皮下注射,二甲双胍缓释片 0.5g 每日 2 次,阿卡波糖 50mg 每日 3 次。

日期	空腹	早餐后 2 小时	午餐前	午餐后 2 小时	晚餐前	晚餐后 2 小时	睡前或 凌晨 3 点
出院后 4 周	7.3	8.2					
出院后 2 个月	6.6	7.6					
出院后 3 个月	6.8	8.2					

总结与思考:该患者年龄 65 岁,入院时血糖极高,并合并多种老年病,在血糖治疗上需强化治疗;同时患者经济条件差,考虑四针方案对于老年患者治疗依从性差,所以考虑三针强化方案;配合饮食控制,适量运动及糖尿病患者教育,有效帮助患者控糖达标。

病例 6:辽宁省抚顺市清原满族自治县人民医院王密芳医生提供

患者:女性,58 岁。

主诉:发现血糖升高 2 年。

现病史:患者 2 年前自述口渴,多饮,多尿未出现明显体重下降,经当地医院诊治为"2 型糖尿病"未接受系统治疗,血糖控制不佳,近 1 周患者自觉上述症状逐渐加重,未出现恶心呕吐,于今日来我院就诊。

既往史:高血压 2 年。

家族史:否认家族性遗传疾病史。

体格检查:血压 190/110mmHg,脉搏 98 次 /min,呼吸 20 次 /min,身高 158cm,

体重 65kg，BMI 26.03kg/m²；甲状腺不肿大，未触及结节；头部、胸部、肺部均无异常；心前区无隆起及凹陷，心尖搏动正常。

实验室检查：

糖代谢指标：空腹血糖 14.7mmol/L，糖化血红蛋白 12.3%。

脂代谢指标：甘油三酯 1.04mmol/L，总胆固醇 4.52mmol/L，高密度脂蛋白 1.16mmol/L，低密度脂蛋白 2.78mmol/L。

血生化：

肝功能：ALT 24U/L，AST 22U/L；肾功能：肌酐 87.3μmol/L，尿素 8.0mmol/L；

其他：尿糖 ++++；血常规正常。

辅助检查

心电图：供血不足，窦性心动过速。

馒头餐胰岛功能示

时间 /min	血糖 /(mmol·L⁻¹)	胰岛素(pmol·L⁻¹)
0	14.70	23.01
30	23.20	15.99
60	29.68	20.96
120	26.36	21.15

时间 /min 列标题中 min；血糖 /(mmol·L^{-1})；胰岛素(pmol·L^{-1})

诊断

1. 2 型糖尿病。

2. 高血压 3 级。

3. 心律失常，窦性心动过速。

治疗方案

降糖：赖脯胰岛素 50R 每日 3 次，分别于早 10U、中 6U、晚 10U 三餐前皮下注射，二甲双胍缓释片 0.5g 每日 3 次；降压：缬沙坦 80mg 每日 1 次，硝苯地平控释片 30mg 每日 1 次。

日期	早餐前	早餐后	午餐前	午餐后	晚餐前	晚餐后	睡前	凌晨3点
第1天	13.2	16.9	11.4	18.0				
第2天	14.0	18.9	12.6	16.5	11.4	9.9		
第3天	11.8	21.8	14.9	11.9	11.2	12.4		

出院治疗方案及门诊随访治疗方案调整

1. 赖脯胰岛素50R每日3次,分别于早14U、中10U、晚14三餐前皮下注射,二甲双胍缓释片0.5g每日3次,阿卡波糖50mg每日3次。

2. 出院1个月后门诊随访治疗方案调整为赖脯胰岛素50R分别于早12U、中8U、晚12U三餐前皮下注射,口服药更改为二甲双胍缓释片0.5g每日3次,停用阿卡波糖。

日期	空腹	早餐后2小时	午餐前	午餐后2小时	晚餐前	晚餐后2小时	睡前或凌晨3点
出院后1个月	5.9	6.4		7.1		7.5	
出院后2个月	4.9	9.8		7.9		7.2	

总结与思考

1. 该患者病史较短,血糖极高,胰岛功能差,治疗上需强化降糖。

2. 糖尿病自我管理教育、饮食控制、应用降糖药物、血糖监测,同时合理运动,能够有效的控制血糖并达标。

病例7:江华大学附属澳洋医院蒋琳医生提供

患者:女性,64岁。

主诉:发现血糖升高15年余,恶心、乏力3天。

现病史:患者15年前体检时发现血糖偏高,空腹血糖达12.3mmol/L,无明显口干、多饮、多尿及消瘦等,遂至当地医院就诊,多次复测空腹血糖均>7.0mmol/L,诊断为"2型糖尿病",给予"格列齐特缓释片+二甲双胍"口服降糖治疗,并不定期监测血糖,餐后血糖持续偏高,曾多次自行调整药物(具体不详)效欠佳。近2个月来感明显口干,自测血糖较高,改为"格列齐特+二甲双胍"口服,3天前开始出现恶心不适,无呕吐,稍感乏力,为进一步诊治,门诊以"2型糖尿病"收入院。病程中患者感视物模糊、四肢麻木不适、尿中泡沫增多,稍感胸闷,无胸痛、头晕、头痛,无皮肤瘙痒及腹泻、便秘交替等,食欲及睡眠可,体重无明显减轻。

既往史:有"高血压"病史 10 年余,规律服用"氯沙坦钾、苯磺酸氨氯地平"。否认"冠心病"等慢性疾病史、"肝炎、结核"等传染病病史;否认食物、药物过敏史;以及手术、外伤史、输血史。

家族史:否认"糖尿病"等慢性家族性疾病史。

体格检查:体温 36.5℃,血压 130/80 mmHg,脉搏 72 次 /min,身高 157cm,体重 55kg,BMI 22.31kg/m²,腰围 87cm,臀围 102cm,腰臀比指数(WHR)0.85;神清,精神可,发育正常,营养中等,步入病房,呼吸平稳;全身皮肤黏膜无黄染,无出血点、皮疹,甲状腺未触及肿大;心率 72 次 /min,律齐,肺、腹无明显异常;双下肢无浮肿,双侧肢体肌力和肌张力均正常;周围神经病变筛查示振动感觉中度减退,浅感觉正常。

实验室检查

糖代谢指标:FPG 12.9mmol/L,2h PPG 20.2mmol/L,HbA1c 10.1%。空腹:C-肽 2.58ng/ml,胰岛素 10.69μIU/ml;1 小时:C-肽 4.27ng/ml,胰岛素 43.86μIU/ml;2 小时:C-肽 5.30ng/ml,胰岛素 23.02μIU/ml。

脂代谢指标:甘油三酯 3.03mmol/L,总胆固醇 6.66mmol/L,LDL 3.79mmol/L,HDL 1.23mmol/L;载脂蛋白 B 1.41g/L,脂蛋白(a)673mg/L,载脂蛋白 A I 1.11g/L。

其他指标:

肝功能、肌钙蛋白正常。

肾功能:血尿素氮 14.9mmol/L,肌酐 319μmol/L,尿酸 311μmol/L;尿微量白蛋白 220mg/dl。

糖尿病自身抗体:阴性。

血常规:WBC 5.4×10⁹/L,中性粒细胞百分比 82.3%,红细胞计数(RBC)3.16×10¹²/L,Hb 94g/L,PLT 447×10⁹/L。

尿常规:WBC 79.0 个 /μl,未分类结晶 52.0 个 /μl,细菌 603.0 个 /μl。

辅助检查

心电图:Ⅱ、Ⅲ、V₅、₆ 导联 ST-T 改变,ST 段稍压低;胸片:两肺未见明显实质性病变;骨密度测定:正常;腹部超声:①肝内点状回声稍粗;②充满型胆囊结石,胆总管稍增宽;③右肾结晶;④胰、脾、左肾未见明显异常;颈部血管超声:①双侧颈动脉内膜增厚,提示有动脉硬化;②右侧椎动脉狭窄;③左侧椎动脉未见明显异常;下肢血管超声:左右下肢腘、足背动脉粥样硬化斑块形成;下肢多普勒血流图正常;眼底检查:糖尿病视网膜病变Ⅱ期,白内障。

诊断

1. 2型糖尿病,糖尿病肾病,肾功能不全(G5A2期),糖尿病大血管病变,糖尿病周围血管病变,糖尿病视网膜病变。

2. 高血压。

3. 冠心病,心功能Ⅱ级。

4. 高脂血症。

5. 贫血。

6. 尿路感染。

治疗方案(降糖):赖脯胰岛素 R 胰岛素泵短期强化治疗,剂量如下表:

日期	基础量	胰岛素泵剂量/U		
		餐前追加量		
		早	中	晚
第3天	12	3	3	3
第4天	14	4	5	5
第5天	16	4	5	5
第6天	16	5	6	6
第7天	16	5	6	6
第8天	16	5	6	6

血糖监测情况

日期	空腹	早餐后2小时	午餐前	午餐后	晚餐前	晚餐后	睡前	凌晨3点
第3天	9.8	12.3	8.6	13.1	7.2	13.4	9.8	8.9
第4天	8.1	10.2	7.8	11.3	6.7	11.7	8.7	7.6
第5天	7.1	10.0	6.7	10.2	6.3	10.3	8.3	7.8
第6天	7.0	9.8	6.1	10.3	5.7	11.3	9.8	7.2
第7天	6.7	9.6	5.7	9.8	6.1	10.1	7.6	6.7
第8天	6.3	9.8	5.6	8.9	5.7	9.8	7.6	6.7

出院治疗方案调整及门诊随访降糖方案调整

1. 赖脯胰岛素 25R　每日 2 次分别于早 22U、晚 10U 餐前皮下注射。

2. 出院后 1 个月　赖脯胰岛素 25R 每日 2 次分别于早 25U,晚 5U 餐前皮下注射。

3. 出院后 2 个月　赖脯胰岛素 25R 每日 2 次分别于早 21U,晚 3U 餐前皮下注射。

4. 出院后 3 个月　赖脯胰岛素 25R 每日 1 次 19U,早餐前皮下注射。

日期	空腹	早餐后 2 小时	午餐前	午餐后 2 小时	晚餐前	晚餐后 2 小时	睡前
出院后 1 个月	6.2	9.1	5.7	9.5	6.1	8.9	6.1
出院后 2 个月	5.7	7.6	6.7	9.1	5.3	9.5	6.4
出院后 3 个月	5.9	8.2	6.1	8.5	5.3	8.5	6.1

总结与思考

1. 老年 2 型糖尿病患者,病程长、合并症与并发症多,往往存在心、肝、肾功能不全等情况,胰岛素治疗相对更为安全。

2. 2 型糖尿病患者在生活方式和口服降糖药联合治疗的基础上,血糖仍未达标,应尽早给予短期胰岛素强化治疗,以解除高糖毒性、保护 β 细胞功能。

3. CSII 治疗是胰岛素强化治疗的一种模式,体内的药代动力学特征更接近生理性胰岛素分泌模式。与多次皮下注射胰岛素("三短一长")方案相比,CSII 治疗每日胰岛素总剂量更小,低血糖风险相对较低。

4. 出院后改为预混胰岛素类似物每日 2 次方案,能较好地兼顾 FPG 和 PPG 控制,减少注射次数以方便患者,同时降低控糖治疗费用。

5. 与人胰岛素相比,胰岛素类似物对餐后血糖控制更有效,并减少低血糖风险,由于可餐时注射,更有助于明显改善患者依从性

病例 8 :朝阳市中心医院付丽丽医生提供

患者:女性,60 岁。

主诉:确诊 2 型糖尿病 26 年,血糖控制不佳 1 年。

现病史(包括治疗依从性):该患者 26 年前因多饮、多食、多尿、消瘦于朝阳

市中心医院确诊为 2 型糖尿病，近 5 年应用甘舒霖 30R 早晚各 35U 控制血糖，近 4 年视物不清，于眼科医院诊断：糖尿病性视网膜病变。近 1 年血糖控制不佳，患者平时未严格控制饮食，未规律监测血糖，今为调整血糖入院。病来进食可，睡眠差，二便正常，无咳喘，无发热，无恶心及呕吐，无胸闷及胸痛。

既往史（含合并症情况）：患有高血压 5 年，血压最高达 180/100mmHg，目前应用药品硝苯地平，目前血压 140/80mmHg，患有糖尿病 26 年，目前应用药品：甘舒霖 30R 早晚各 35U，目前血糖控制欠佳，患有冠心病 26 年，目前未用药，否认肝炎、结核等传染病史，否认手术、输血、外伤史，否认食物、已知食物过敏史，预防接种史不详。

家族史：父母已故，否认家族遗传性、代谢性疾病。

体格检查

血压（BP）140/80mmHg，脉搏（P）76 次 /min，身高 158cm，体重 57kg，BMI 22.83kg/m^2；一般情况：发育良好，营养良好，神志清醒，平卧体位，无特殊面容，言语流利，查体合作；颈部：抵抗感无，颈动脉搏动正常，颈静脉甲状腺正常，弥散性结节无，气管居中；双下肢有无浮肿：无；胸部：胸廓正常，无胸骨压痛，呼吸频率 20 次 /min，呼吸节律规则，胸壁未见静脉曲张，无结节及肿块。双乳对称、无结节、无压痛；腹部：肠鸣音等正常；神经系统：生理反射存在，病理反射阴性；四肢肌力有无减退：无；皮肤黏膜淋巴结：全身皮肤黏膜正常，皮肤湿度正常，弹性正常，无水肿，无皮疹，无皮下出血，无肝掌，无蜘蛛痣。周身浅表淋巴结无肿大；头部及器官：头颅外形正常，头发正常，眼睑运动正常，巩膜无黄染，角膜正常，双侧瞳孔等大正圆，对光反射灵敏。口唇红润，牙齿正常，无牙痛，口腔黏膜正常，无溃疡，双耳耳郭外形正常，无畸形，咽部正常，双侧扁桃体正常，无浓苔，悬雍垂居中。

实验室检查

糖代谢指标：随机血糖 19.08mmol/L，HbA1c 8.4%。

脂代谢指标：甘油三酯 1.23mmol/L，总胆固醇 3.65mmol/L，高密度脂蛋白 1.00mmol/L，低密度脂蛋白 1.90mmol/L。

血生化：

肝功能：谷丙转氨酶 20U/L，谷草转氨酶 25U/L，肾功能正常。

尿常规：白细胞计数 40.5/μl，细菌计数 9.2/μl，潜血 +，蛋白质 +-，白细胞 3~5

个/HPF,葡萄糖++,尿微量白蛋白72μg/min。

血常规:白细胞计数$5.1×10^9$/L,红细胞计数$4.1×10^{12}$/L,血红蛋白111g/L,血细胞比容40%,平均红细胞体积93.3FL,平均血红蛋白量29.4PG,血小板计数$237×10^9$/L,C反应蛋白测定8.85;血糖、糖化血红蛋白均增高,尿糖++。

支持目前糖尿病诊断,且患者近2~3个月血糖控制不佳。

辅助检查

心电图:正常心电图。

眼底检查:角膜透明,晶状体浑浊,散瞳后见眼底,视神经乳头正常,动脉细,反光强,静脉正常,网膜未见明显出血,见黄白色渗出。眼科诊断:糖尿病性视网膜病变,双眼白内障。

诊断

1. 2型糖尿病,糖尿病性视网膜病变,糖尿病性肾病,白内障。
2. 高血压3级,很高危。
3. 冠心病。

治疗方案(降糖):赖脯胰岛素50R每日2次于早14U、晚12U餐前皮下注射。

血糖监测

日期	早餐前	早餐后	午餐前	午餐后	晚餐前	晚餐后	睡前	凌晨3点
第1天	6.8	14.1	8.5	15.7	9.0	14.3	10.4	9.8
第2天	7.2	13.2	7.2	14.3	8.5	12.8	11.3	10.3
第3天	7.3	12.1	6.9	12.8	7.7	11.6	11.2	10.0
第4天	7.7	12.5	8.6	11.9	9.0	13.9	10.2	8.5
第5天	6.3	9.6	7.5	9.8	7.1	10.6	9.4	8.3
第6天	6.5	8.3	7.2	9.5	7.9	10.6	8.2	7.6

治疗过程中降糖治疗方案调整

第4天胰岛素治疗方案调整:赖脯胰岛素50R分别早16U、晚14U餐前皮下注射。

出院治疗方案：出院后继续控制饮食，合理运动，赖脯胰岛素 50R 分别早 16U、晚 14U 餐前皮下注射，继续监测血糖，替米沙坦 40mg 每日 1 次，硝苯地平缓释片 20mg 每日 2 次口服控制血压 <130/80mmHg。

出院后门诊随访

日期	空腹	早餐后 2 小时	午餐前	午餐后 2 小时	晚餐前	晚餐后 2 小时	睡前或凌晨 3 点
出院后 2 周	6.2	8.8	9.0	11.2	8.4	10.3	
出院后 2 个月	6.5	8.8	6.7	9.0	7.0	8.5	7.0

总结与思考

1. 该患者 60 岁，确诊 2 型糖尿病 26 年，血糖控制不佳 1 年，存在多种糖尿病并发症及合并症，属心脑血管疾病高发人群。治疗方案调整思路：根据患者血糖水平及并发症合并症情况调整胰岛素及降压药物。

2. 胰岛素启动时机 患者出现并发症后即开始胰岛素控制血糖。

3. 胰岛素类别选择 根据患者胰岛素水平，依从性，及既往用药情况选择胰岛素。落实治疗方案过程中的体会：提高糖尿病患者对本病严重性的认识，宣教糖尿病急慢性并发症的危害，加强患者血糖的自我管理。

病例 9：重庆市丰都县人民医院周小红医生提供

患者：男性，70 岁。

主诉：发现血糖升高 10 余年，头晕 2 天。

现病史：患者 10 余年前体检发现血糖升高（具体数值不详），当时无口干、多饮，无视物模糊，无肢体麻木，诊断为"2 型糖尿病"，予口服"二甲双胍"治疗（具体不详），平时血糖监测较少。5 年前因血糖控制不佳，改用胰岛素控制血糖（具体不详）。近半年来予"赖脯胰岛素 50 每日 3 次：早 19U、中 14U、晚 11U 三餐前皮下注射，二甲双胍 0.25g 每日 2 次"降糖治疗，平素无明显口干、多饮，夜尿 2 次/晚，泡沫尿明显，时有四肢麻木刺痛，无双下肢浮肿，无双眼视物模糊，平时血糖监测较少。1 周前感口干、多饮，眼干口苦，每日饮 1~2 热水瓶开水，未予重视。2 天前感头晕，体位改变时头晕加重，伴视物旋转，无视物模糊，无耳鸣，感恶心，呕吐 1 次,呕吐物为胃内容物。至我院急诊,急诊予"胰岛素静脉泵降糖,静脉补钾,银杏达莫针改善微循环"等治疗,患者头晕好转,为求进一步治疗,拟"2 型糖尿病"收住院。有高血压病史 15 年余,血压 194/96mmHg,平素口服"珍菊降压片"降压治疗,已自行停用半年,血压控制情况不详;有抑郁症病史 3 年余,服用"劳拉西泮 1mg 每日 1 次(睡前)、盐酸帕罗西汀 20mg 每日 1 次(早饭后)、美托洛尔 25mg 每日 1 次(睡前)"治疗,未正规随诊。

既往史:平素体健。有"高血压、糖尿病、抑郁症"等病史,详见现病史。否认既往"肝炎、结核、血吸虫"等传染病史,否认既往"心脏病"等其他重大疾病史,否认既往"心、脑、肾、肺"等重要脏器疾病史,30 年前曾行阑尾切除术,否认既往其他重大手术、外伤、输血、中毒史,否认药物、食物过敏史,预防接种按常规进行。

家族史:父母已故(具体死亡时间及死亡原因不详),有 1 兄 1 姐,均患有糖尿病。否认家族中有"肝炎、结核、血吸虫"等传染病史,否认家族中有"高血压、心脏病、肿瘤"等重大疾病史,否认二系三代遗传病史及其他类似疾病史。

体格检查:T 36.8℃,P 85 次 /min,R 20 次 /min,BP 194/96mmHg,身高 168cm,体重 63kg,BMI 22.32kg/m^2;心肺听诊无殊,全腹软,无压痛及反跳痛,双肾区无叩击痛;双下肢无浮肿,四肢肌力无减退,皮肤无特殊表现,眼底检查无殊。

实验室检查:

糖代谢指标(入院第 2 天):糖化血红蛋白 9.6%,空腹葡萄糖 12.92mmol/L,空腹胰岛素 11.5μU/ml。空腹 C- 肽 1.65ng/ml。餐后 2 小时:血糖 20.57mmol/L(普餐),胰岛素 68.60μU/ml,C- 肽 2.90ng/ml。

脂代谢指标:甘油三酯 1.78mmol/L,总胆固醇 4.27mmol/L,高密度脂蛋白 0.79mmol/L,低密度脂蛋白 3.06mmol/L。

肝肾功能:谷丙转氨酶 14IU/L,谷草转氨酶 16IU/L,肌酐 62μmol/L,尿酸 259μmol/L。

尿蛋白 4 项定量(晨尿):微量蛋白 640.3mg/L,微量白蛋白 185.3mg/L,尿蛋白 / 尿肌酐 813.7mg/g,尿白蛋白 / 尿肌酐 235.5mg/g。

辅助检查

心电图:窦性心律,T 波改变(V4、V5、V6 低平),Q-Tc 间期延长;肝胆胰脾 + 泌尿系 + 甲状腺 + 颈部淋巴结 B 超:脂肪肝,右肾囊肿,前列腺增生,双侧甲状腺超声未及明显异常;心胸部螺旋 CT 平扫:两肺下叶纤维灶,左下胸膜轻度增厚,必要时复查。冠脉壁钙化;肌电图:双侧腓总神经运动神经传导速度(MCV)减慢,双侧正中神经、左侧尺神经及双侧腓浅神经、腓肠神经 SCV 减慢,余所检神经传导速度在正常范围;周围血管超声:双侧颈动脉硬化伴颈动脉多发斑块形成,左侧颈动脉主干狭窄,双侧椎动脉阻力指数增高,双侧下肢动脉硬化伴多发斑点及散在斑块形成;心脏彩超:左室舒张功能减退,主动脉瓣轻度反流,二尖瓣轻度反流,三尖瓣轻度反流,左室 EF 60%。

诊断

1. 2 型糖尿病,糖尿病性周围血管病变,糖尿病性周围神经病。
2. 高血压 3 级(很高危)。
3. 抑郁症。
4. 脂肪肝。
5. 单纯性肾囊肿(右肾)。
6. 前列腺增生。

治疗方案(降糖):门冬胰岛素分别于早 10U、中 8U、晚 8U 三餐前皮下注射,甘精胰岛素 18U 于睡前皮下注射。

血糖检测

日期	早餐前	早餐后	午餐前	午餐后	晚餐前	晚餐后	睡前	凌晨 3 点
第 1 天			16.6	18.6	15.9	19.4		11.4
第 2 天	14.9		16.8	19.4		20.4		11.0
第 3 天	12.1	17.4		18.7		16.9		11.2
第 4 天	12.3	14.3		16.3		12.8		10.7
第 5 天	12.2	11.4		10.7		11.7		8.1
第 6 天	7.0	7.2		6.9		8.7		8.5
第 7 天	9.3	11.5		6.8		11.4		6.4
第 8 天	5.7	9.0		6.8		8.2		8.2
第 9 天	10.7	10.9		8.2		5.3		7.0
第 10 天	6.9	8.8		7.4		7.0		7.2
第 11 天	7.4	9.0						

治疗过程中降糖治疗方案调整

1. 第 5 天　门冬胰岛素每日 3 次,分别早 12U、中 13U、晚 13U 三餐前皮下注射,甘精胰岛素 24U 睡前皮下注射,磷酸西格列汀片 100mg 每日 1 次,伏格列波糖片 0.2mg 每日 3 次。

2. 第 6 天　门冬胰岛素每日 3 次,早 14U、16U、15U 三餐前皮下注射,甘精胰岛素 26U,磷酸西格列汀片 100mg 每日 1 次,伏格列波糖片 0.2mg 每日 3 次。

3. 第 8 天　赖脯胰岛素 50R 每日 3 次,分别早 26U、中 10U、晚 22U 三餐前皮下注射,磷酸西格列汀片 100mg 每日 1 次,伏格列波糖片 0.2mg 每日 3 次。

4. 第 9 天　赖脯胰岛素 50R 每日 3 次,分别早 24U、中 8U、晚 18U 三餐前皮下注射,磷酸西格列汀片 100mg 每日 1 次,伏格列波糖片 0.2mg 每日 3 次。

出院(胰岛素)治疗方案:赖脯胰岛素 50 每日 3 次,早 24U、午 6U、晚 18U 三餐前皮下注射。

出院后随访血糖监测

日期	空腹	早餐后 2 小时	午餐前	午餐后 2 小时	晚餐前	晚餐后 2 小时	睡前或 凌晨 3 点
出院后 2 周	6.8	9.1					
出院后 2 个月		7.1					7.4

总结与思考:血糖的管理需要患者个人、患者家庭、医院多方面的配合,尤其是此类已有并发症、有多种合并症的患者,更需要患者家属的理解和支持;此外互联网糖尿病管理平台能够很好地帮助医生对患者进行院外血糖管理,在门诊复诊时方便医生及时调整患者血糖治疗方案。

病例 10:涿州市医院高玉芳医生提供

患者:男性,48 岁。

主诉:血糖升高 1 年,控制不佳 1 个月。

现病史:患者 1 年前于当地诊所体检时发现血糖升高,空腹血糖 8.0mmol/L,随即到医院复查空腹血糖 9.0mmol/L,餐后 2 小时血糖 13.2mmol/L,诊断为"2 型糖尿病"。口服"二甲双胍片",未定期检测血糖。1个月前因口干,多饮,消瘦,查空腹血糖12.0mmol/L,后于保定某医院就诊,查空腹血糖11.71mmol/L,HbA1c10.6%,为求进一步诊治来我院。

既往史:既往体健。

家族史:无糖尿病等慢性家族性疾病史。

体格检查:血压120/90mmHg,脉搏78次/min,身高175cm,体重81kg,BMI 26.45kg/m²,腰围87cm;无心、肺、腹阳性或阴性体征;双下肢无浮肿,四肢肌力无减退;皮肤无特殊表现。

实验室检查

糖代谢指标:空腹血糖12.78mmol/L,餐后2小时血糖18.0mmol/L,糖化血红蛋白10.60%。

脂代谢指标:甘油三酯1.7mmol/L;总胆固醇5.2mmol/L;高密度脂蛋白1.1mmol/L;低密度脂蛋白3.12mmol/L。

血生化:肝功能无异常;肾功能无异常。

其他:尿常规无异常。

血常规:白细胞计数3.90×10^9/L,血红蛋白164g/L,血小板计数225×10^9/L。

辅助检查:心电图、胸片未见明显异常。

日期	空腹	早餐后2小时	午餐前	午餐后2小时	晚餐前	晚餐后2小时	睡前或凌晨3点
第1天	11.4	18.7	10.2	19.1	11.0	15.6	10.5
第2天	9.2	16.2	9.3	15.0	9.8	17.4	11.5

诊断

1. 2型糖尿病。

2. 白细胞减少症。

治疗方案(降糖)

基础胰岛素+餐时速效胰岛素:赖脯胰岛素R分别于早8U、午6U、晚6U餐前皮下注射,甘精胰岛素于12U睡前皮下注射。

血糖检测

日期	早餐前	早餐后	午餐前	午餐后	晚餐前	晚餐后	睡前	凌晨3点
第1天	10.2	12.8	9.7	15.2	10.0	13.9	9.8	
第2天	11.2	11.8	9.1	13.4	8.7	11.2	10.0	
第3天	10.3	11.6	8.8	10.8	8.1	10.2	9.5	
第4天	8.9	11.0	8.1	10.8	7.9	9.3	8.6	
第5天	7.3	10.0	8.0	9.2	7.0	8.4	7.3	
第6天	5.8	8.6	7.5	8.4	6.7	9.0	7.1	

治疗过程中降糖治疗方案调整

1. 第4天胰岛素治疗方案调整　赖脯胰岛素R早10U、午6U、晚8U三餐前皮下注射,甘精胰岛素18U。

2. 第6天胰岛素治疗方案调整　赖脯胰岛素25R每日3次,分别于早16U、午8U、晚14U三餐前皮下注射,二甲双胍0.5g每日3次。

出院治疗方案:赖脯胰岛素25R每日3次,分别于早16U、午10U、晚14U三餐前皮下注射,二甲双胍片0.5g每日3次。

出院后随访及治疗方案调整

1. 出院1个月随访治疗方案调整　赖脯胰岛素25R每日2次,分别于早20U、晚18U餐前皮下注射,二甲双胍0.5g每日3次。

2. 出院2个月随访治疗方案调整　赖脯胰岛素25R每日2次,分别于早20U、晚18U餐前皮下注射,二甲双胍0.5g每日3次、阿卡波糖50mg每日3次。

3. 出院3个月随访治疗方案调整　赖脯胰岛素25每日2次,早20U、晚18U餐前皮下注射,二甲双胍0.5g每日3次、阿卡波糖50mg每日3次。

日期	空腹	早餐后2小时	午餐前	午餐后2小时	晚餐前	晚餐后2小时	睡前或凌晨3点
出院后1个月	5.6	8.1	6.0	8.9	6.0	8.7	
出院后2个月	5.8	12.2	8.9	11.0	7.8	10.9	
出院后3个月	6.0	8.7	6.8	9.0	6.4	7.8	

总结与思考:胰岛素治疗方案的选择对于患者治疗过程中的依从性具有较大影响,而更换或中断胰岛素治疗方案将进一步影响患者的依从性,因此要注重

在胰岛素治疗、方案转换时对于患者的教育,特别是使用本地化的语言和方式开展患者教育将更能取得患者的信任,配合治疗及治疗方案的转换,能够明显提高患者治疗的依从性。

病例 11:迁西县人民医院马新宇医生提供

患者:男性,58 岁。

主诉:多饮、多尿、多食、消瘦 12 年,加重 1 周。

现病史(包括治疗依从性):患者 12 年前出现"三多一少"症状,查空腹血糖大于 7.0mmol/L,给予二甲双胍治疗,症状好转,先后应用"二甲双胍、瑞格列奈、阿卡波糖"等药物。

既往史(含合并症情况):高血压病史 8 年,自服硝苯地平缓释片,血压控制不理想。

家族史:患者母亲为 2 型糖尿病患者。

体格检查:血压(BP)150/80mmHg,脉搏(P)80 次 /min,身高 170cm,体重 84kg,BMI 29kg/m²,腰围 86cm,腰臀比 0.9;心、肺、腹查体无阳性体征;双下肢无浮肿;四肢肌力正常;皮肤无特殊表现。

实验室检查

糖代谢指标:空腹血糖 15mmol/L,餐后 2 小时血糖 15.4mmol/L,HbA1c 9.0%。

脂代谢指标:甘油三酯、高密度脂蛋白、低密度脂蛋白未见异常,总胆固醇 6.7mmol/L。

血生化:肝、肾功能正常。

其他:血、尿常规正常,尿微量白蛋白 89mg/L。

辅助检查:

心电图:窦性心律,正常心电图;眼底检查:未提示眼底病变;胸片未见异常。

诊断

1. 2 型糖尿病。

2. 高血压。

3. 高脂血症。

治疗方案:赖脯胰岛素50R分别早24U、晚20U餐前皮下注射,联合应用二甲双胍口服。阿托伐他汀钙片10mg每日1次,厄贝沙坦氢氯噻嗪片150mg每日1次,阿司匹林0.1g每日1次。

血糖检测

日期	早餐前	早餐后	午餐前	午餐后	晚餐前	晚餐后	睡前	凌晨3点
第1天	8.2	9.1	7.2	8.4	8.2	8.2	7.6	6.9
第2天	7.8	8.9	7.9	8.0	7.2	8.5	7.2	7.0
第3天	6.8	8.2	5.2	7.6	5.9	7.6	7.2	6.5
第4天	6.0	7.4	6.2	8.5	6.9	6.6	7.2	7.0
第5天	6.8	8.1	6.8	7.4	5.6	7.3	7.5	7.3
第6天	6.5	7.0	6.3	7.7	6.4	7.0	7.4	6.5

出院治疗方案及血糖检测:赖脯胰岛素50R分别早24U、晚20U餐前皮下注射,联合应用二甲双胍口服。阿托伐他汀钙片10mg每日1次,厄贝沙坦氢氯噻嗪片150mg每日1次,阿司匹林0.1g每日1次。

日期	空腹	早餐后2小时	午餐前	午餐后2小时	晚餐前	晚餐后2小时	睡前或凌晨3点
出院后1个月	6.4	7.9	6.4	8.1	7.1	8.1	6.8
出院后2个月	6.3	8.5	7.6	6.9	7.0	7.6	6.2
出院后3个月	6.0	7.5	6.0	8.1	6.3	7.6	6.2

总结与思考:患者老年男性,平素饮食控制欠佳,运动偏少,肥胖体质,口服降糖药血糖控制不理想。糖尿病病史较长,口服降糖药欠佳,给予胰岛素控制血糖。

口服降糖药效果不理想,应考虑使用胰岛素治疗方案,而胰岛素类似物由于随餐注射等综合优势,患者依从性较好。落实治疗方案的过程中体会到,让患者充分认识到血糖控制达标的重要性,可避免并发症的过早出现。逐步引导患者进行饮食、运动干预和调整对于整体治疗具有较大益处,而选择胰岛素类似物这种能够随餐注射的胰岛素治疗方案,减少患者等待时间,能够提高患者的依从性。

病例12:定州市人民医院韩宁波医生提供

患者:男性,68岁。

现病史:患者2小时前皮下注射胰岛素后进食量较前减少,后出现意识不清,呼之不应,伴大汗,无肢体抽搐,未于当地诊治,急诊来院,急诊测指血糖

1.9mmol/L，予以 50% 葡萄糖静推，后神志渐好转，复查指血糖 9.8mmol/L，为行进一步治疗收入院。

既往史：2 型糖尿病史 15 年，目前皮下注射优泌林胰岛素降糖治疗，2 年前出现四肢发麻，1 个月前出现便秘、腹泻交替；高血压病史 10 余年，高压最高达 180mmHg，低压不详，平素口服依那普利、硝苯地平缓释片 Ⅱ 降压治疗；脑梗死病史 8 年，遗留左侧肢体活动不利；左膝关节滑膜炎病史，仍间断疼痛。

体格检查：

血压（BP）140/80mmHg，脉搏（P）66 次 /min，身高 170cm，体重 77kg，BMI 26.6kg/m^2，腰围 86cm；心、肺、腹阳性或阴性体征：心肺腹查体未见明显异常；双下肢有无浮肿：双下肢指凹性水肿，双侧足背动脉搏动减弱；四肢肌力有无减退：四肢肌、肌张力均正常；皮肤有无特殊表现：皮肤无异常改变。

实验室检查

糖代谢指标：空腹血糖 5.19mmol/L，糖化血红蛋白 10.6%，入院随机血糖 5.9mmol/L。

脂代谢指标：甘油三酯 1.64mmol/L，总胆固醇 5.81mmol/L。

血生化：

肝功能：未见明显异常；肾功能：血尿素氮（BUN）7.2mmol/L，肌酐（Cr）112.8μmol/L。

其他：

尿 11 项：尿糖 ++++，蛋白 ++；血常规、便常规、甲状腺三项等未见明显异常；24 小时尿蛋白 2 042.40mg/24h。

辅助检查

下肢血管彩超：双下肢动脉硬化伴斑块形成，右小腿浅静脉曲张，目前双下肢深静脉未见明确血栓形成；彩超：膀胱壁增厚，前列腺增生伴钙化，尿潴留，目前双肾未见明确占位性病变。心电图：窦性心律，下壁心肌缺血，高侧壁心肌复极异常；眼科会诊查眼底，双眼糖尿病视网膜病变 3 期，建议：①芪明颗粒 1 袋开水冲服日 3 次；② 10 天后复查，视力下降、黑影飘动等不适随诊；③待肾功能好转后行眼底血管造影检查。

诊断

1. 低血糖昏迷。
2. 2 型糖尿病,糖尿病周围神经病变、糖尿病胃肠神经病变、糖尿病肾病Ⅳ期、糖尿病周围血管病变、糖尿病视网膜病变。
3. 高血压 3 级,很高危。
4. 前列腺增生。
5. 脑梗死后遗症。

治疗方案

胰岛素强化治疗:赖脯胰岛素 R 早 5U、中 4U、晚 4U 三餐前皮下注射,甘精胰岛素 14U。

血糖检测

日期	早餐前	早餐后	午餐前	午餐后	晚餐前	晚餐后	睡前	凌晨 3 点
第 1 天	8.9	9.1	8.6	11.4	9.0	13.2		9.9
第 2 天	9.6	11.8	11.0	15.3	12.3	14.0		
第 3 天	8.0	10.5	8.0	8.2	7.9	8.4	8.2	
第 4 天	7.4	9.7	9.2	11.9		11.0	10.4	8.2
第 5 天	6.9	8.7	7.1	10.2		10.3		8.0
第 6 天	6.9	12.7	9.0	10.9				

治疗过程中降糖治疗方案调整

第 3 天:赖脯胰岛素 R 早 5U、中 5U、晚 5U,甘精胰岛素 14U。

出院治疗方案:维持胰岛素治疗方案,赖脯胰岛素 R 早 5U、中 5U、晚 5U,甘精胰岛素 14U。

日期	空腹	早餐后 2 小时	午餐前	午餐后 2 小时	晚餐前	晚餐后 2 小时	睡前或 凌晨 3 点
出院后 1 周	7.3	11.4	8.0	12.0		9.1	
出院后 2 周	6.9	11.2		10.8		9.4	7.9
出院 1 个月	6.2	9.1	7.0	8.3	6.1	6.9	未测
出院 2 个月	6.2	8.6	5.1	未测	4.8	6.7	未测

总结与思考:患者老年男性,糖尿病史长,出现多个并发症,入院前皮下注射优泌林胰岛素降糖治疗,进食不规律,间断出现低血糖反应,入院2小时前出现低血糖昏迷。考虑患者高龄,合并糖尿病肾病,进食不规律,合并糖尿病胃肠神经病变,改用基础+餐时胰岛素降糖治疗,避免低血糖发生。落实治疗方案过程中的体会:降糖方案应个体化,进食不规律患者可先进食后注射胰岛素,避免低血糖发生。做好糖尿病教育宣教工作,使家属配合及监督患饮食、运动等。

病例13:嵊州市人民医院罗志芳医生提供

患者:女性,51岁。

主诉:发现血糖升高15年,乏力数月。

现病史:患者于15年前体检发现血糖升高,当时空腹血糖在12.0mmol/L左右,体重下降约3kg,无明显多尿、多饮、口干症状,病初在本院门诊就诊,诊断为"2型糖尿病",予以口服降糖药物(瑞格列奈片、二甲双胍片等),体重渐上升恢复,平时监测空腹血糖在5~10mmol/L。5年前患者渐出现双眼视物模糊,多次在本院门诊就诊,予以调整口服降糖药物剂量。1年前因空腹血糖升高,血糖波动大,夜间、餐前有时有心悸、大汗淋漓发作,自行监测末梢血糖最低为3.0mmol/L,进食后症状缓解,来我院门诊就诊,予以加用"甘精胰岛素"(入院前一直服用阿卡波糖片0.1g每日3次,二甲双胍片0.85g每日2次,瑞格列奈片2mg每日3次),心悸、大汗淋漓症状未再发作。数月前患者感易乏力、疲劳,夜尿增多,1次/夜,无明显尿急、尿痛,无头晕、黑矇、晕厥,无胸闷、胸痛,无口干、多饮等,半个月前来我院门诊就诊,为求进一步诊治,门诊拟"糖尿病"收入院。有"冠心病"史4年,具体诊治不详,有时有胸闷症状,未用药治疗。

既往史:无殊。

家族史:父亲患"糖尿病",母亲体健,有1姐1妹,均体健。

体格检查:

血压133/83mmHg,脉搏93次/min,身高155cm,体重62kg,BMI 25.8kg/m²。

心、肺、腹阳性或阴性体征:正常;双下肢有无浮肿:正常;四肢肌力有无减退:正常;皮肤有无特殊表现:正常;双足10g尼龙丝压力觉试验阳性,痛觉正常,踝反射正常,音叉实验振动觉存在,双足足背动脉搏动正常。

实验室检查

糖代谢指标：空腹血糖 11.2mmol/L，餐后 2 小时血糖 15.6mmol/L；HbA1c 9.0%。空腹 C- 肽 1.98ng/ml，餐后 2 小时 C- 肽 4.22ng/ml。

脂代谢指标：甘油三酯 1.2mmol/L，总胆固醇 5.34mmol/L，高密度脂蛋白 1.33mmol/L，低密度脂蛋白 3.6mmol/L。

血生化：肝功能正常；肾功能正常。

其他：尿糖 +++，血常规正常。

抗胰岛细胞抗体 (−)，胰岛素抗体（INS-Ab）(−)，血清抗谷氨酸脱羧酶抗体测定 (−)。

辅助检查

心电图：窦性心律；眼底检查：正常；B 超提示：脂肪肝。

诊断

1. 2 型糖尿病、糖尿病周围神经病变。
2. 脂肪肝。

胰岛素治疗方案及调整

1. 赖脯胰岛素 25R 早 16U、晚 12U 餐前皮下注射。
2. 第 4 天　赖脯胰岛素 25R 早 18U、晚 14U 餐前皮下注射。

血糖检测

日期	空腹	早餐后 2 小时	午餐前	午餐后 2 小时	晚餐前	晚餐后 2 小时	睡前或 凌晨 3 点
第 4 天	8.5	12.2	13.2	11.8	6.6	10.1	11.7
第 5 天	7.7	8.4	8.4		14.1	12.7	14.3
第 6 天	8.2	13.7	16.1	11.9	9.7	12.7	11.1
第 7 天	6.8	8.5	8.0	10.0	6.0	10.0	8.3

出院治疗方案及门诊随访血糖检测：赖脯胰岛素 25R 早 20U、晚 16U 餐前

皮下注射。

日期	空腹	早餐后2小时	午餐前	午餐后2小时	晚餐前	晚餐后2小时	睡前或凌晨3点
出院2周	6.5	9.5			6.7		10.0
出院1个月	5.8	8.0					8.5
出院2个月	5.2	8.5					6.0

总结与思考:在治疗过程中,予以糖尿病饮食及运动指导,患者对于每日两次预混胰岛素类似物依从性高,空腹及餐后血糖达标效果确切;胰岛素治疗中主要预防低血糖发生及注射部分硬结形成;在使用赖脯胰岛素25R治疗过程中密切监测末梢血糖,避免低血糖发生,对低血糖反应予以预防及应对教育,并强调自我血糖监测、复诊的重要性,做好出院后的随访工作;定期随访,使用互联网管理平台及时了解患者的血糖情况,督促患者定期复诊。

病例14:泰来县人民医院赵永会医生提供

患者:男性,51岁。

主诉:多尿、多饮、口干8年。

现病史(包括治疗依从性):患者于8年前无明显诱因出现口干、多饮、多尿,每日饮水量3 000ml以上,夜尿3~4次/晚,多食、乏力、纳差,体重下降,当时测空腹血糖14mmol/L,未查餐后血糖,诊断为"糖尿病",开始生活方式干预,未应用药物治疗,未监测过血糖。7年前开始自行应用胰岛素"优泌林70/30"早16U、晚14U,三多一少症状改善,空腹血糖控制在7~9mmol/L,未监测餐后血糖,偶有心悸、多汗等低血糖表现,1周前患者在家中自测血糖高,"优泌林70/30"改为早18U、晚16U餐前皮下注射,空腹血糖维持在7~8mmol/L,餐后血糖维持在11~12mmol/L,为系统调整血糖、治疗并发症来就诊,以"糖尿病"收入院。

既往史(含合并症情况):否认高血压、脑梗死、冠心病。

家族史:无糖尿病、高血压等慢性家族性疾病史。

体格检查:血压(BP)140/86mmHg,脉搏(P)90次/min,身高170cm,体重72kg,BMI 24.91kg/m²。腰围90cm,腰臀比<1;皮肤无特殊表现。双呼吸音清晰,心率90次/min,节律齐,无杂音。肝脾肋下未触及。四肢活动正常,肌力正常。

双下肢无水肿。专科查体:粗测视力正常。双侧股动脉、腘动脉搏动正常、胫后动脉、足背动脉搏动正常。双足皮温凉,痛温觉减退,10g尼龙丝检查压力觉减退,双侧踝反射正常,128Hz音叉检测震动觉正常。双下肢未见胼胝及溃疡。

实验室检查

糖代谢指标:空腹血糖11.10mmol/L,餐后2小时血糖16.5mmol/L,HbA1c 9.14%。

脂代谢指标:甘油三酯1.26mmol/L,总胆固醇5.70mmol/L,高密度脂蛋白1.06mmol/L,低密度脂蛋白2.95mmol/L。

血生化:

肝功能:ALT 18U/L,AST 16U/L;肾功能:BUN 4.98mmol/L,肌酐48.6μmol/L。

其他:尿常规:酮体-,葡萄糖++,蛋白质-。血常规正常。

辅助检查

尿白蛋白/肌酐90mg/g;心电图:窦性心律,正常心电图;眼底检查:双眼视网膜血管走行正常,未见出血及渗出;双下肢动脉超声:双下肢动脉内膜改变。

右侧踝肱指数(ABI)1.3/1.1,左侧ABI 1.38/1.15;趾肱指数(TBI):右侧/左侧1.09/1.08。

诊断

1. 2型糖尿病、糖尿病周围神经病变。

2. 高脂血症。

胰岛素治疗方案及调整

1. 赖脯胰岛素R基础率18U,早6U、中6U、晚6U餐前皮下泵入;二甲双胍片0.5g每日3次。

2. 第4天　赖脯胰岛素R基础率21U,早7U、中7U、晚7U饭前皮下泵入;二甲双胍片0.5g每日3次。

3. 第7天　赖脯胰岛素50R分别早18U、晚18U餐前皮下注射;二甲双胍片1.0g每日2次。

血糖检测

日期	早餐前	早餐后	午餐前	午餐后	晚餐前	晚餐后	睡前	凌晨3点
第1天	12.4	16.5	13.9	10.5	5.3	7.6	10.4	
第2天	7.4	12.6	11.1	11.0	9.2	13.0	12.0	
第3天	6.7	13.5	10.3	15.1	13.4	7.7	7.4	
第4天	6.9	8.7	10.4	11.6	7.5	5.6	6.6	
第5天	5.2	11.5	9.3	5.7	11.6	9.6	8.9	
第6天	7.3	8.4	8.2	8.7	11.5	4.6	6.9	
第7天	7.6	10.4	5.3	7.1	11.3	5.7	7.3	
第8天	7.4	8.0	8.1	8.1	12.9	7.3	5.5	
第9天	6.7							

出院治疗方案及血糖检测

1. 出院1个月后患者血糖减低,胰岛素治疗方案调整为赖脯胰岛素50R分别早16U、晚14U餐前皮下注射;二甲双胍片1.0每日2次。

2. 出院2个月,胰岛素治疗方案调整为赖脯胰岛素50R分别早16U、晚16U餐前皮下注射;二甲双胍片1.0g每日2次。

3. 出院3个月,胰岛素治疗方案调整为赖脯胰岛素50R分别早16U、中午4U、晚16U皮下注射;二甲双胍片1.0g每日2次。

日期	空腹	早餐后2小时	午餐前	午餐后2小时	晚餐前	晚餐后2小时	睡前或凌晨3点
出院1个月	5.6	7.1	5.0	10.2	7.0	8.6	6.0
出院2个月	5.6	8.1	5.8	13.2	8.0	8.6	6.7
出院3个月	6.6	9.7	7.3	10.2	7.0	8.6	5.8

总结与思考:治疗方案起始利用胰岛素泵,开启强化治疗,同时配合二甲双胍口服药物,减少胰岛素抵抗,增加敏感性,使血糖短时间内达标。结合《中国2型糖尿病防治指南(2017年版)》,当 FPG ≥ 11.1mmol/L,HBA1c ≥ 9.0% 时,可以启动胰岛素强化治疗。患者既往应用人胰岛素效果不佳,入院后给以应用胰岛素泵强化治疗时选择超短效胰岛素,如赖脯胰岛素,强化治疗结束,根据患者餐后血糖高,改为高预混人胰岛素类似物,如赖脯胰岛素50R,可以2~3次皮下注射。

参考文献

［1］纪立农.丰富中国 2 型糖尿病防治措施的临床证据链,建立基于中国人群证据的糖尿病防治指南——纪念第 1 版《中国 2 型糖尿病防治指南》发布 10 周年.中国糖尿病杂志,2014,22 (1): 1-4.

［2］Wang L, Gao P, Zhang M, et al. Prevalence and Ethnic Pattern of Diabetes and Prediabetes in China in 2013. JAMA, 2017, 317 (24): 2515-2523.

［3］乐静.基层糖尿病的治疗现状与对策.中国社区医师,2012,14 (31): 359.

［4］袁兴利.基层农村 2 型糖尿病防治现状分析及对策.基层医学论坛,2014,18 (2): 201-202.

［5］唐玲,陈兴宝,陈慧云,等.中国城市 2 型糖尿病及其并发症的经济负担.中国卫生经济,2003,22 (250): 21-23.

［6］徐海凤.基层医院糖尿病患者慢性并发症及相关大血管病变调查分析.糖尿病新世界,2016,24: 21-26.

［7］曾姣娥,杨泉.基层医院糖尿病患者慢性并发症及相关大血管病变调查分析.中国基层医药,2009,16: 103-104.

［8］史红梅.基层医院出院糖尿病患者胰岛素的注射状况调查分析.中外医学研究,2014,12 (14): 77-78.

［9］丁文东.基层医务人员引导糖尿病人自我管理是治疗成功的关键.实用糖尿病杂志,2011,7 (1): 58-59.

［10］中华医学会糖尿病学分会.中国 2 型糖尿病防治指南 (2017 版).中华糖尿病杂志,2018,10 (1): 4-67.

［11］陈宇帆,袁秀丽.临床常用胰岛素的分类特点与储藏管理.临床合理用药,2018,11 (21): 181-183.

［12］中华医学会糖尿病学分会.中国 2 型糖尿病防治指南 (基层版).中华全科医师杂志,2013,12 (8): 675-696.

［13］邢小燕.合理应用胰岛素有利于推动良好的血糖管理.中华全科医师杂志,2019,18 (1): 6-8.

［14］Yang W, Lu J, Wen J, et al. Prevalence of diabetes among men and women in China. N Engl J Med, 2010, 362: 1090-1101.

［15］Xu Y, Wang L, He J, et al. Prevalence and control of diabetes in Chinese adults. JAMA, 2013, 310: 948-959.

［16］中国医师协会内分泌代谢科医师分会, 中华医学会内分泌学分会, 中华医学会糖尿病学分会. 中国胰岛素泵治疗指南 (2014 版) 节选 (上). 糖尿病临床, 2014, 8 (8): 353-359.

［17］中国医师协会内分泌代谢科医师分会, 中华医学会内分泌学分会, 中华医学会糖尿病学分会. 中国胰岛素泵治疗指南 (2014 版) 节选 (下). 糖尿病临床, 2014, 8 (9): 404-409.

［18］中华医学会内分泌学分会. 预混胰岛素临床应用专家共识 (2016 年版). 药品评价, 2016, 13 (9), 5-11.

［19］中华医学会内分泌学会. 成人 2 型糖尿病胰岛素临床应用的中国专家共识. 中华内分泌代谢杂志, 2013, 29 (1): 1-6.